脳が活性化する
毎日の「わさ活」習慣

わさびで
脳が
元気になる

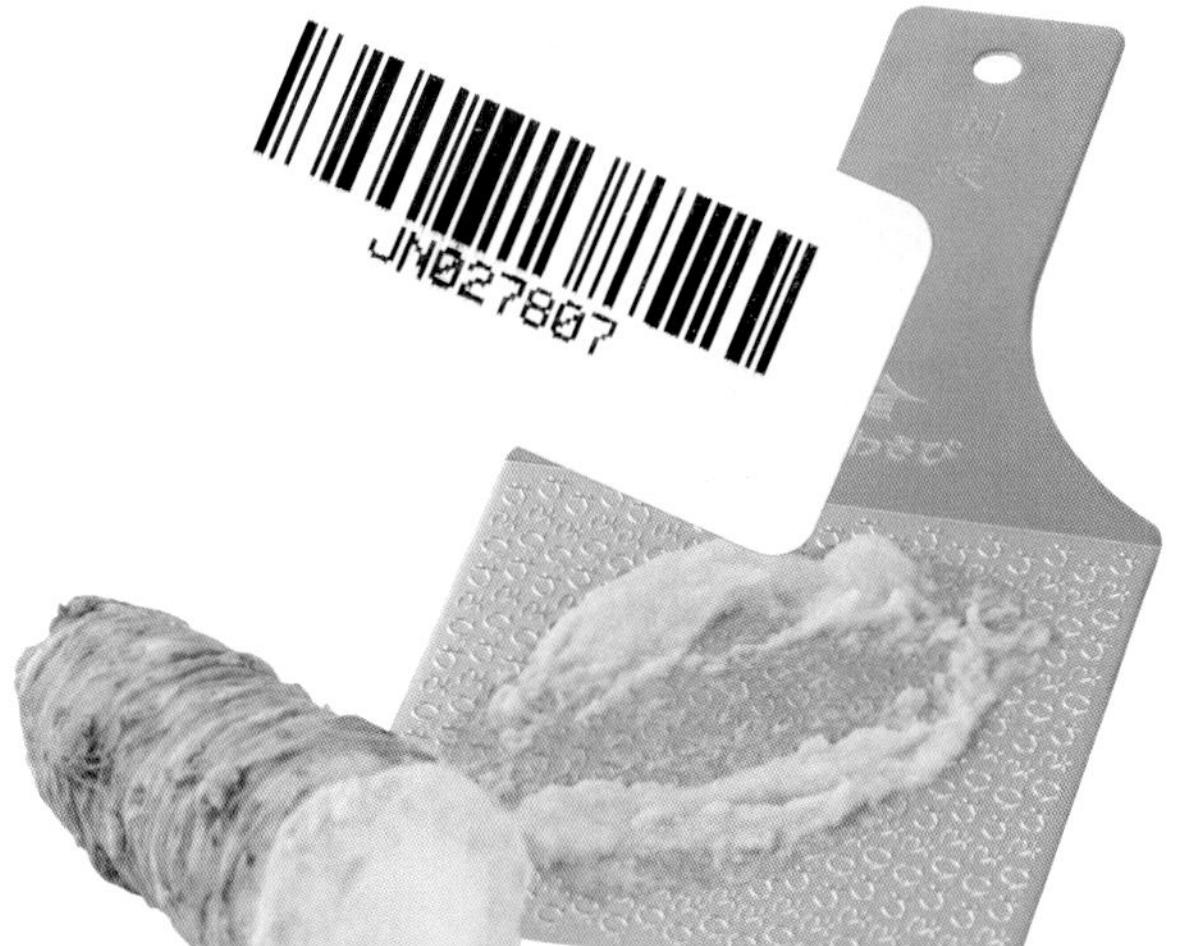

主婦の友社

はじめに

わさび会社に入社するまで、わさびを気にしたこともなかった私ですが、研究所に配属され、初めて本物の本わさびを手にしました。試験で使った残りの本わさびを持ち帰り、自宅でおそばを食べてみることにしました。そば自体はスーパーで買った普通の乾麺を茹でたものです。会社で教えてもらった正しい食べ方は、すりおろした本わさびを直接そばにのせ、めんつゆにわさびが浸からないようにして食べるというもの。

本わさびのグリーンのすがすがしい香りが鼻に抜け、そばの風味、めんつゆの味が3層仕立てで口の中に広がりました。まさに目からうろこが落ちるほどの豊かな味わい。私が本わさびの美味しさに目覚めた瞬間でした。と同時に、これまで食べてきたわさびは何だったのかという思いでした。

昔は薬草として使われていた本わさびの機能性を研究していると、その薬効の強さにも驚かされました。基礎試験などでは良い結果が出る食材はいくらでもありますが、実際に人に対し本わさびが、こんなにも効果が出るというのは驚きです。本わさびの脳、特に認知機能に対しての効果は、人生100年時代といわれる現在、元気な脳を保っていくために存在感がより大きくなってくるでしょう。

残念なことに、スーパーなどで売っている常温のチューブわさびには、この本わさびの根茎部分（すりおろして食べる部分）はほとんど使われておらず、健康成分もほとんど含まれていません。利便性を重視したいわば辛い緑の練り物といった印象です。

日本原産の貴重な本わさびは、美味しさと健康作用を持っています。それにもかかわらず、本物の本わさびとは大きく違う商品が増えていることもあり、２０００年には国内で５０００トン栽培されていた本わさびが、２０２０年には半分以下の２０００トンまで減ってきており、現在も減少し続けています。

このままでは大切な日本原産の本わさびが海外産に取って代わられる可能性すらあります。実際に野生種の多くはすでに失われてしまって、ほんの数種類が大学の先生や地域の農家さんのおかげで守られているのが現状です。

わさび博士として、このような現状を知っていただき、ぜひ本物の本わさびで食卓を豊かにしていただき、さらには健康にも役立ててもらいたいと考え、この本を書くことにしました。

奥西　勲（金印株式会社・農学博士）

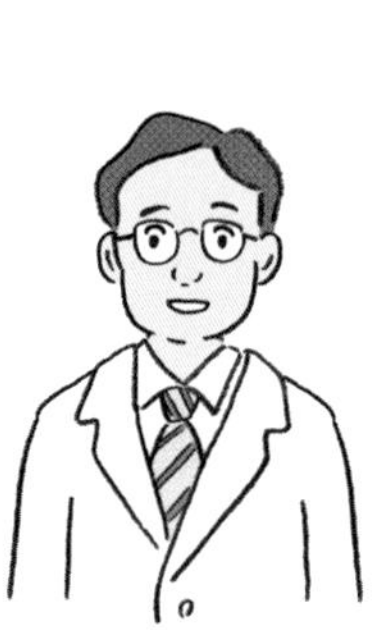

Contents

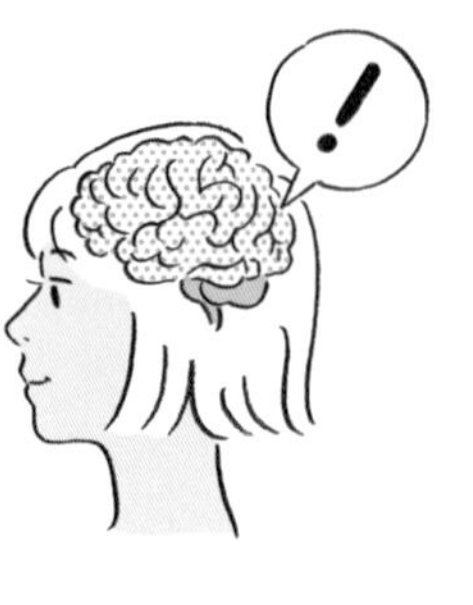

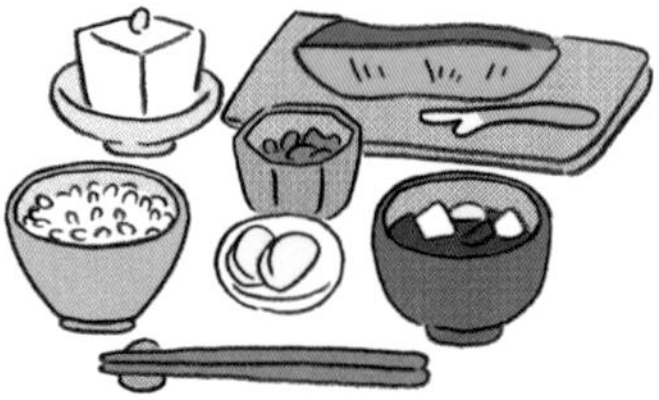

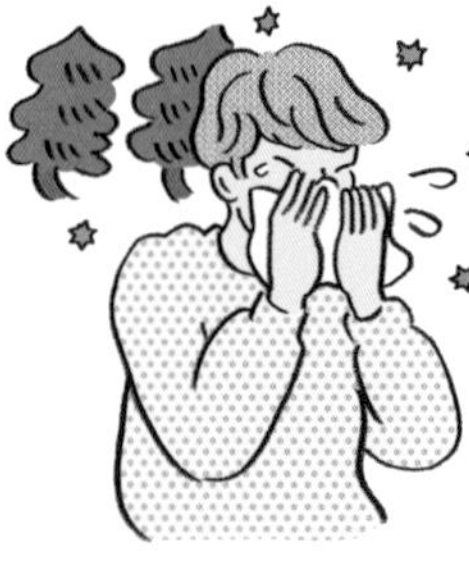

Part 3

きじまりゅうた流「わさ活」レシピ

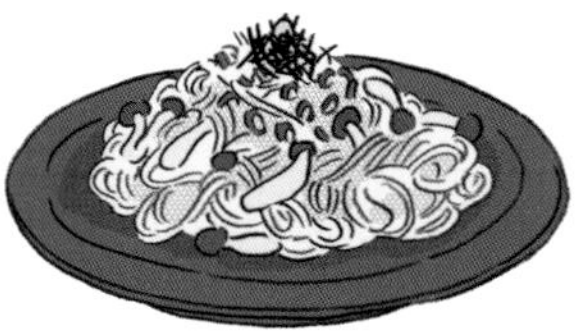

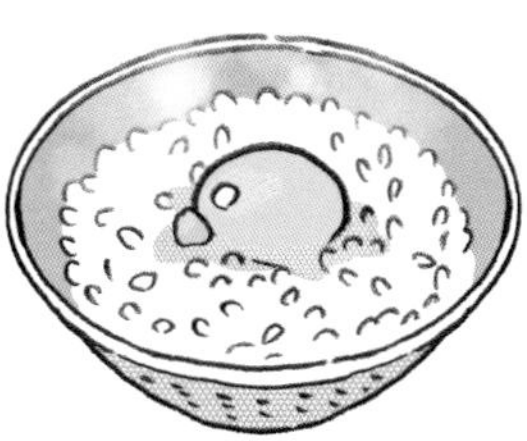

Part 4

もっと知りたい！ わさびのこと

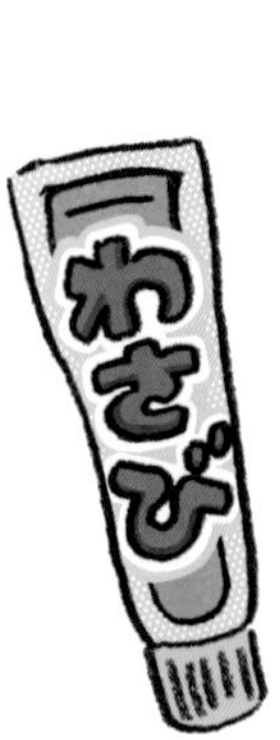

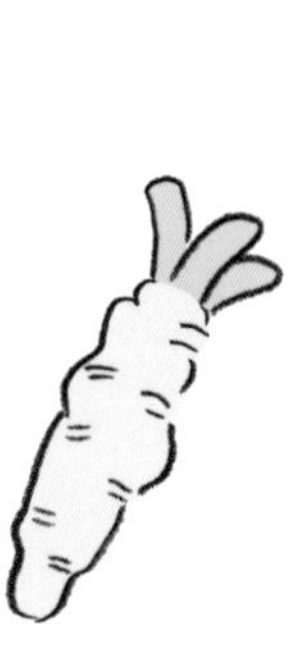
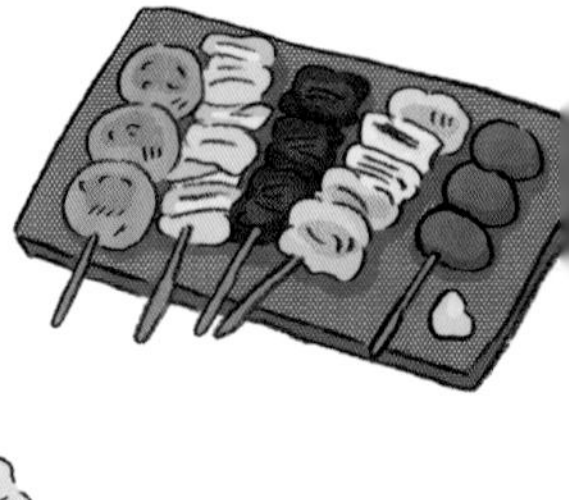

Part1

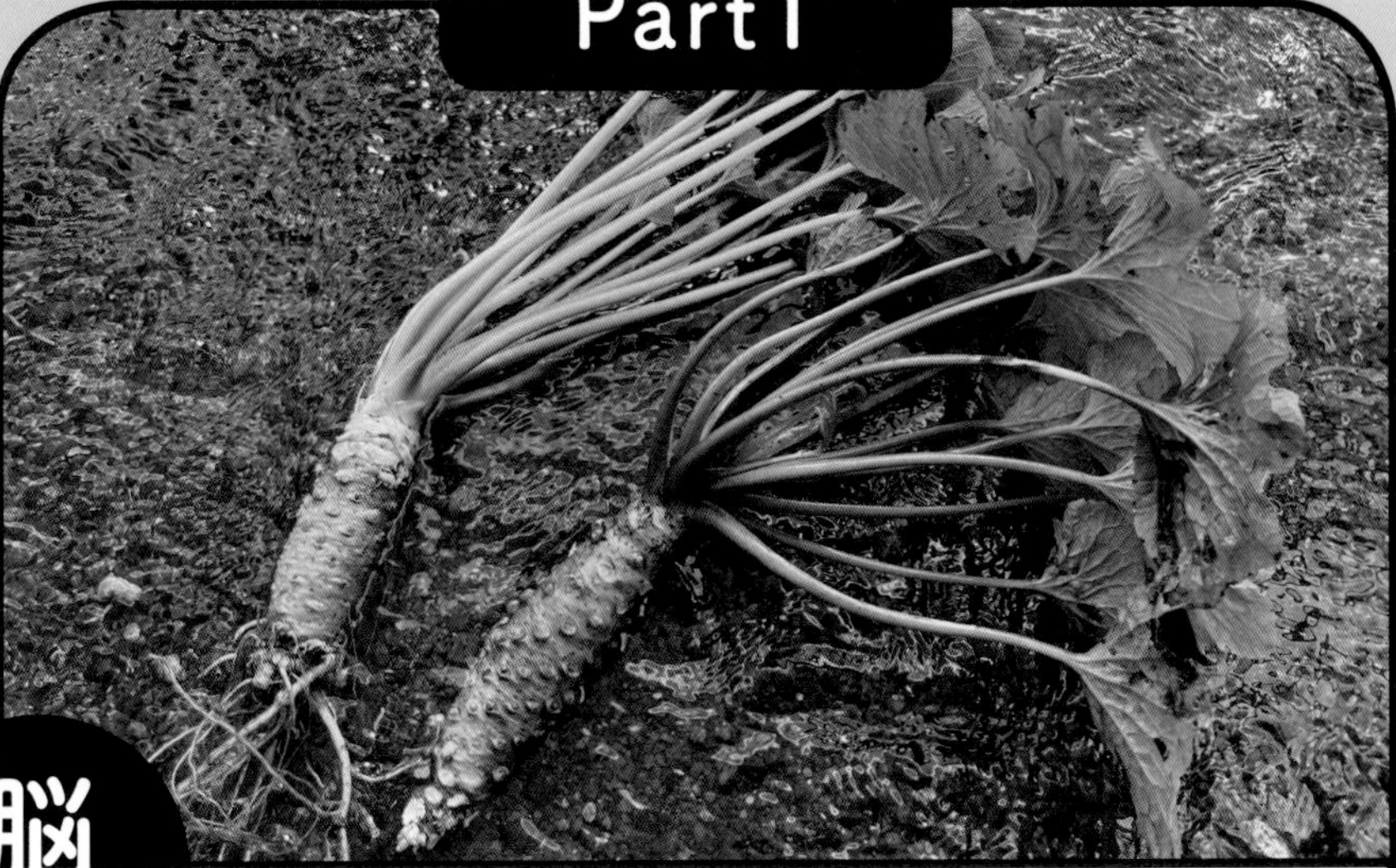

脳
デトックス

本わさびで
脳を健康に保つ

本わさびに含まれる健康成分「ヘキサラファン」。
優れた抗酸化作用で細胞を傷から守り、脳が元気になる!
わさびの健康効果を研究している専門家に話を伺いました。

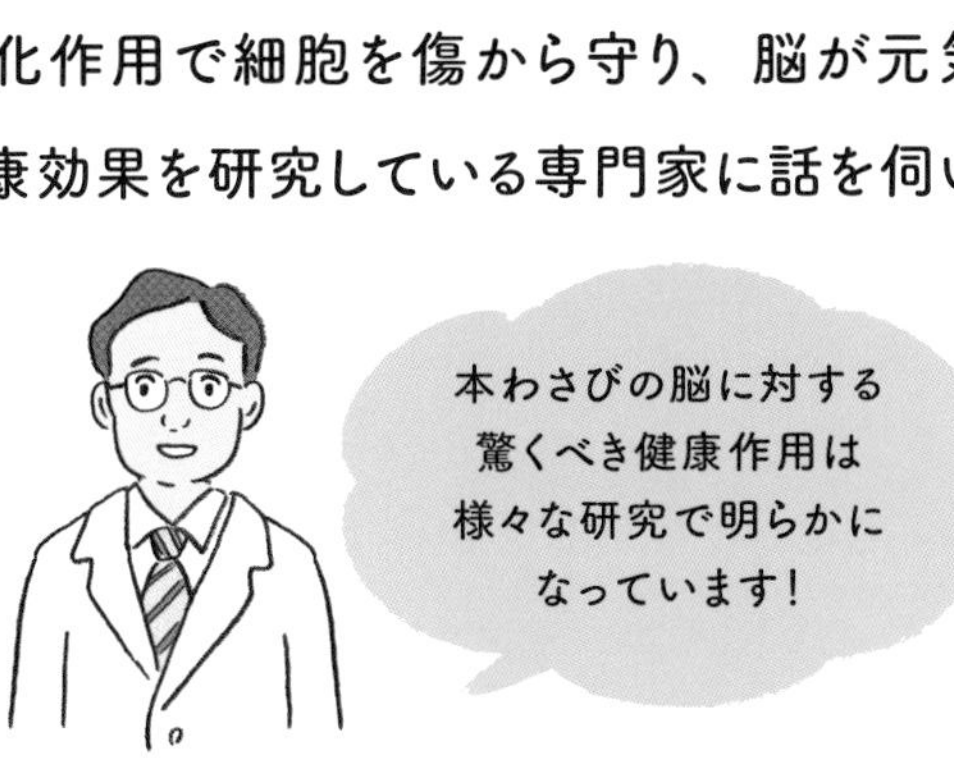

本わさびの脳に対する
驚くべき健康作用は
様々な研究で明らかに
なっています!

野内類先生に聞く
元気な脳 不調な脳

Q 元気な脳と、調子が悪い脳。どんな違いがあるのですか？

野内　元気な脳と調子が悪い脳というのは、もう明らかに違っています。まず脳の体積、大きさから見ていくと、健常者の脳と比べると認知症になっている方の脳はボリュームが小さくなっています。特に海馬と言われる部分の萎縮が激しくて、さらには前頭葉、前頭前野の体積が減ってくるというのが大きな特徴です。

元気のある脳という定義は難しいのですが、いわゆる効果的な活動を示している人というのは脳活動が高くなっています。高くなっている場所としては、前頭葉のＤＬＰＦＣ（背外側前頭前野）。その前頭葉の活動が高まっている時は難しい課題などもこなせている。元気な脳とい

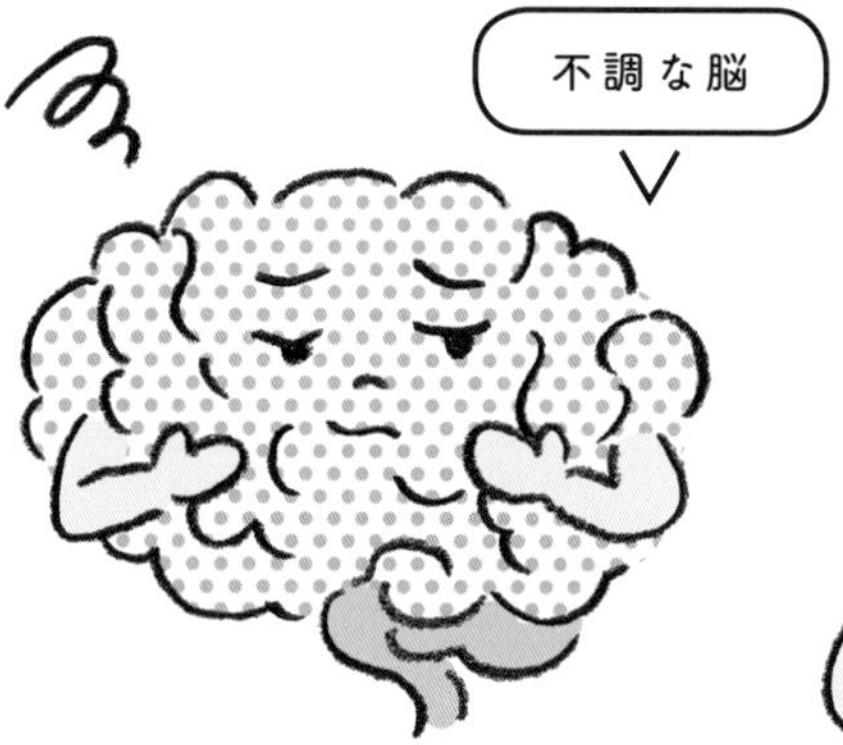

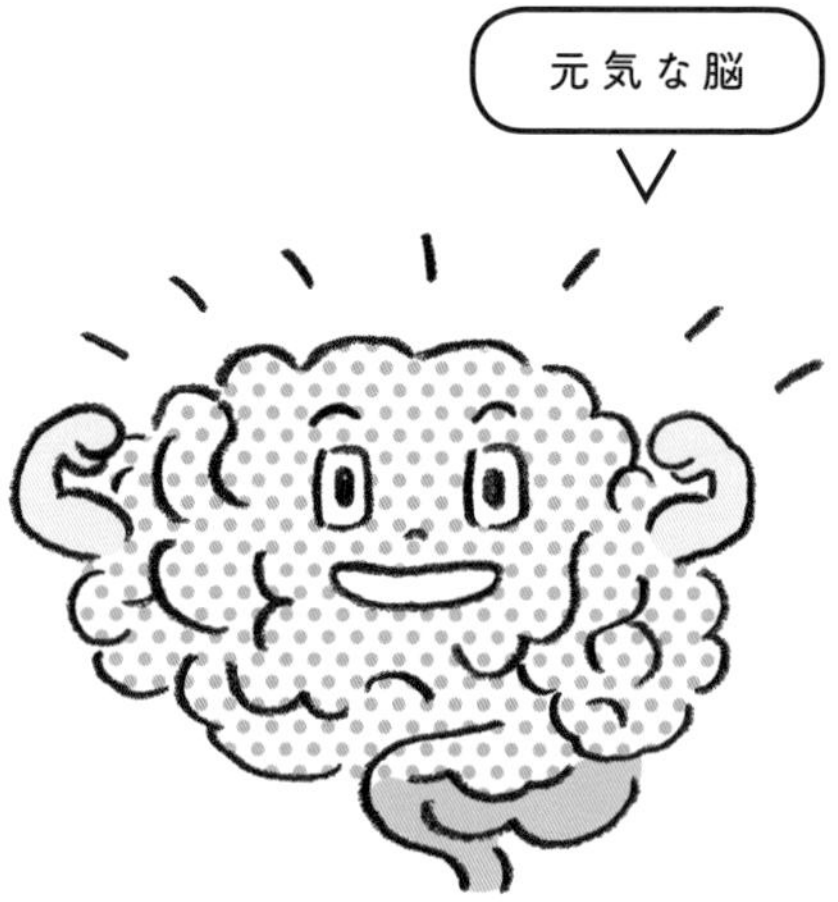

野内《のうち》 類《るい》

東北大学加齢医学研究所准教授（文部科学省・卓越研究員）。2020 年日本心理学会 国際賞（奨励賞）受賞。専門は心理学、認知健康科学。

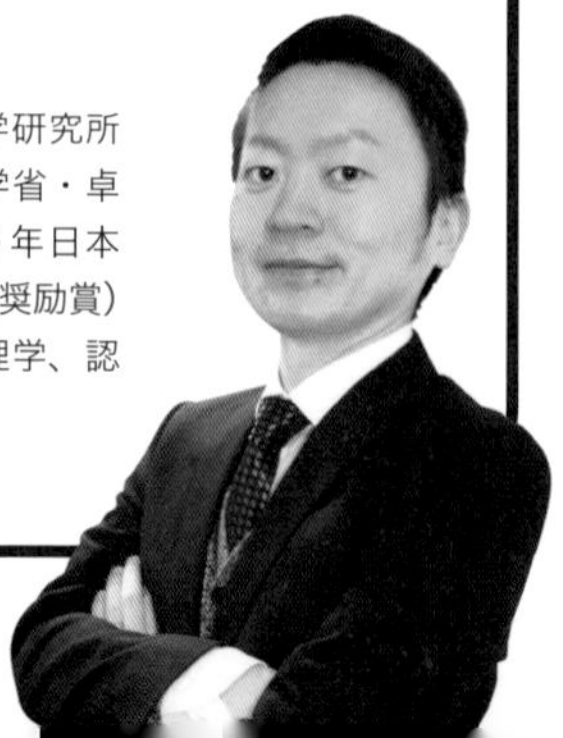

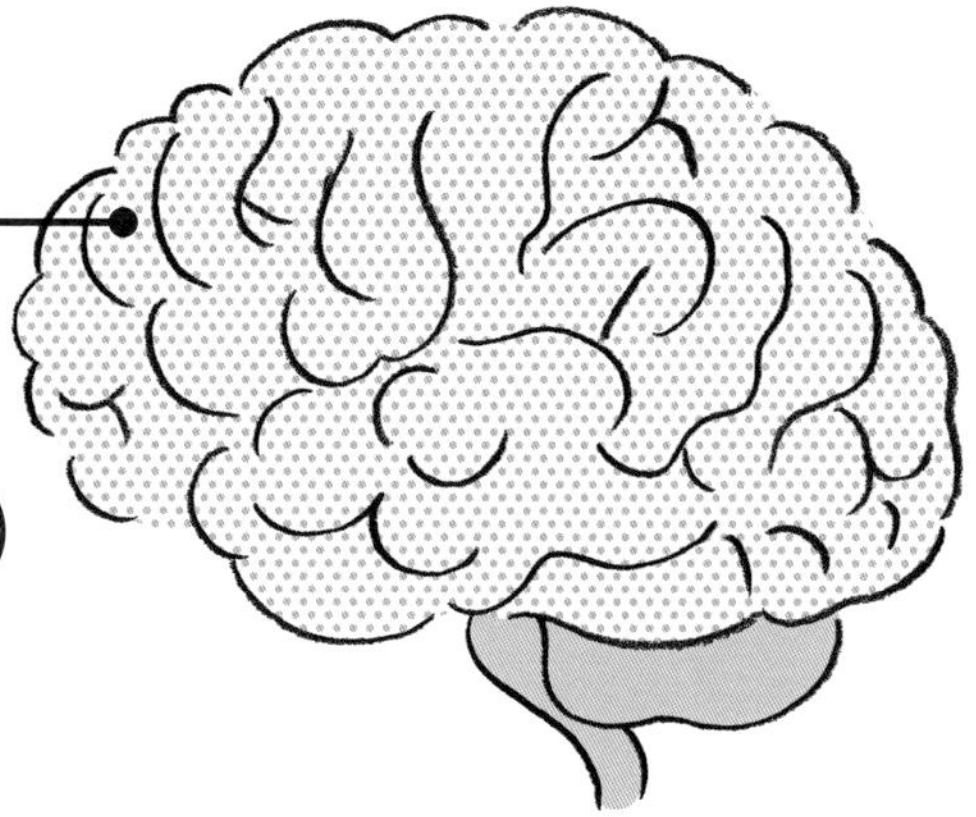

調子が悪い脳は海馬、前頭葉が萎縮している

うのは脳の体積が萎縮しておらず、かつ適切な脳活動を示している脳と言えます。

Q 萎縮していく海馬や前頭葉は、脳において何をつかさどる場所なのでしょうか？

野内 海馬に関しては記憶になります。特に長期記憶とかエピソード記憶と言われるもので、人の名前を覚えたり、過去の出来事をしっかり覚えていたり、将来のことを考えたりというような、我々が考えるいわゆる記憶、記憶力に重要なのが海馬になります。一方、前頭前野は何をしているかというと、教科書的な言い方をすると、高次な認知機能を担っている。もしくは人らしい行動をつかさどる場所だと言われています。もう少し具体的に言うと、前頭葉の働きがあることによって、何かを我慢したり、選択したり、さらには、考えている行動を最終的にやり遂げたりするというところまで関わっています。

Q 脳が元気でいられるために大事なことは何ですか？

野内 適切な運動をすること。社会的な交流があること。認知的な刺激があること。最後に健康な食生活をすること。脳が元気、健康でいられる秘訣としては、この四要素が大切になってきます。

野内類先生が教える 脳を元気にする方法

脳を元気にするための四要素を意識した生活に

脳が元気でいられるための四要素。運動、社会、認知、栄養、この四つが脳にとって非常に重要なファクターだと野内先生は言います。逆に脳が不調になる原因としても、その四つのファクターが関係しているそうです。「この四要素のうち、どれがなくなると一番元気がなくなるのかというのは、一概には言えないのですが、やはり全ての要素が重要になってきます。この四つの要素は独立しているわけではなくて、例えば運動しながら適切な栄養をとるとか、運動しながら社会的コミュニケーションを保つという組み合わせができるんですね」

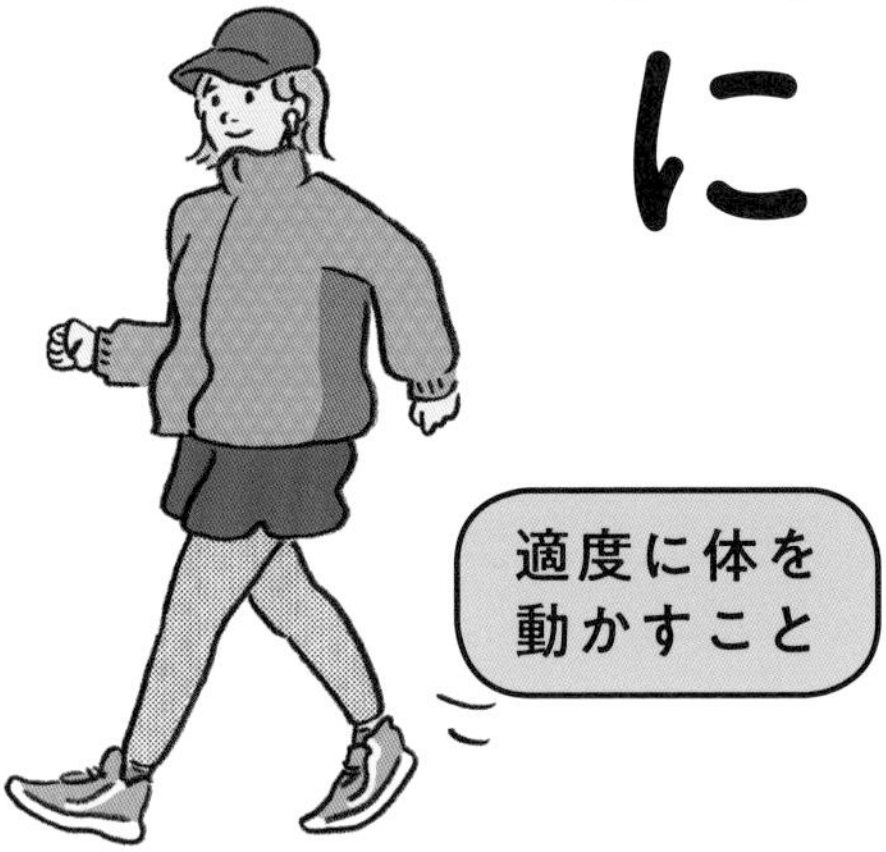
適度に体を動かすこと

それぞれの要素を簡単に説明すると、「運動」は定期的に体を動かすこと、「社会」は人とコミュニケーションをとること、「認知」はいわゆる脳トレなどで認知的な刺激があること、「栄養」は健康な食生活をすること。四つの要素を意識した生活を送ることが、元気な脳への近道だと言っていいでしょう。

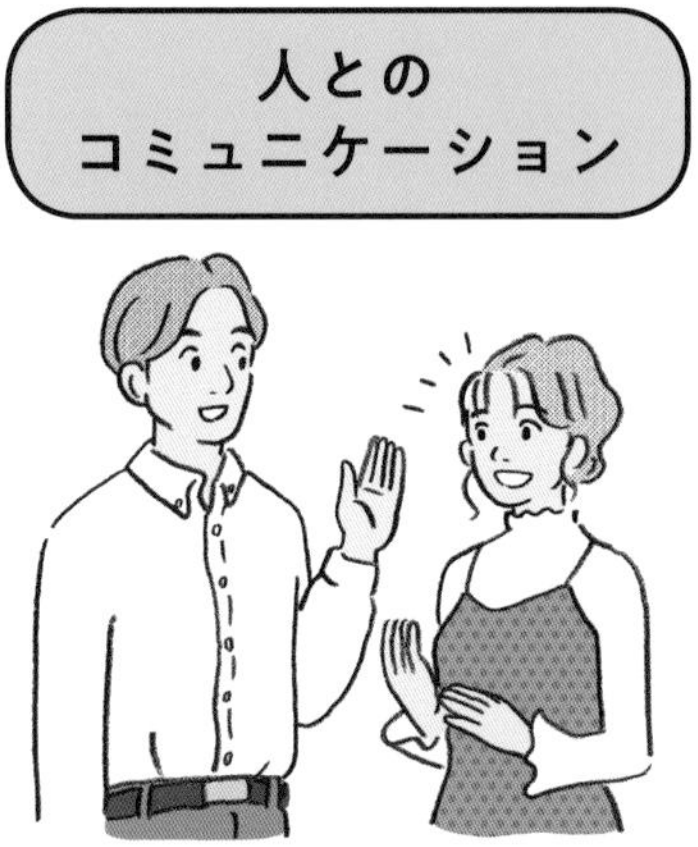
人とのコミュニケーション

脳は衰えるだけでなく生まれ変わってもいる

「多くの方の感覚だと、脳や体というのは20代をピークに、あとはもうただ衰えていく一方というイメージがあると思います。しかし、脳というのはちょっと面白くてですね、特に脳の海馬においては常に神経新生（※）を繰り返しているんです。常に新しい細胞ができているんです」と野内先生。

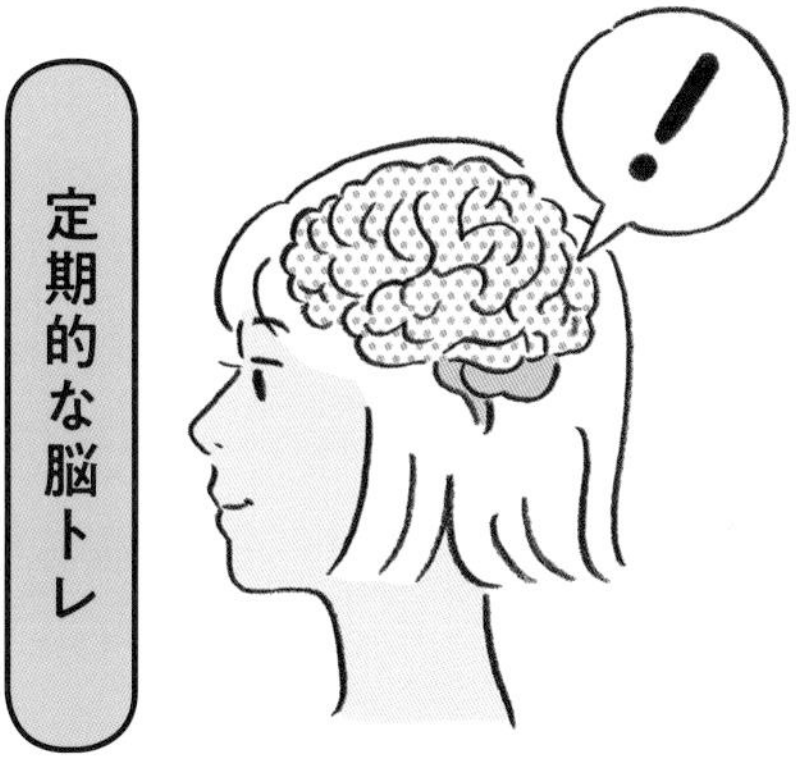

脳の海馬で起こる神経新生は、年齢に関係なく、頻繁に起こる現象。運動がこの神経新生を促進するというデータや、有酸素運動を継続的に行うと脳の海馬の体積が増えるということも繰り返し報告されているそうです。「海馬で多く神経新生が起こっていると、一方で運動をしたり、脳トレをしたり、あるいは特定の栄養素をとると、高齢者であっても脳の体積が変わるんです」

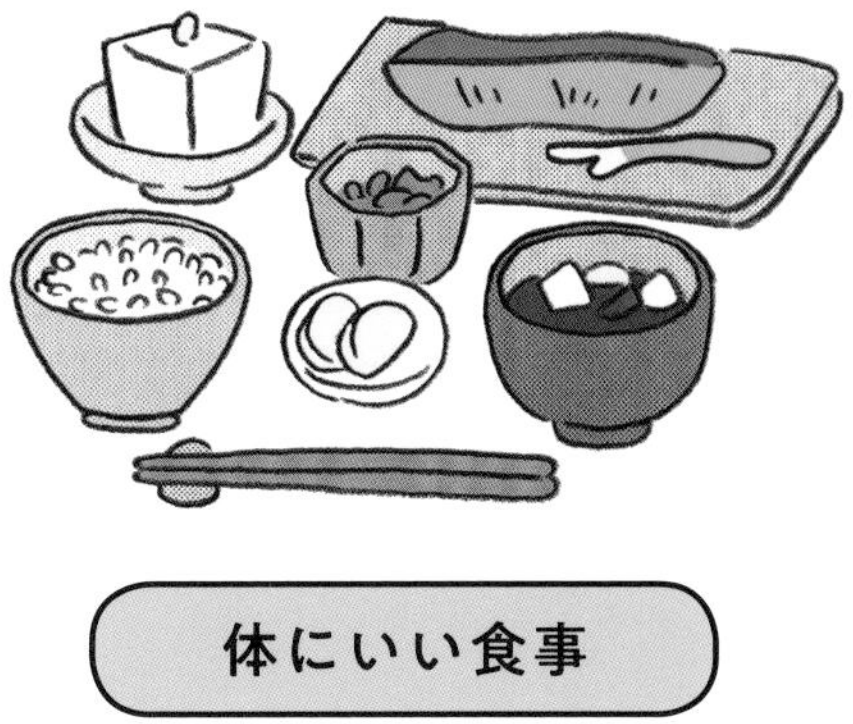

野内先生はこう続けます。「脳について言えることは、運動や社会、認知、栄養介入をすることによって、脳は全然元気になるということです。それは周知の事実になっているので、脳を変えることは高齢期であってもできることなんです」

WASABI COLUMN

脳改善メソッド

一番理想的なのは、運動を少なくとも30分行うことを週3回。困った時に頼れる友人がいて、毎日誰かとコミュニケーションがとれていること。さらに週3回程度、脳トレなどを通じて認知的な活動を継続している。そして適切な食生活をしていることです。

※神経新生とは、神経幹細胞から新たな神経細胞が分化する生理現象のこと。

本わさびで スッキリ！ 脳内をデトックス

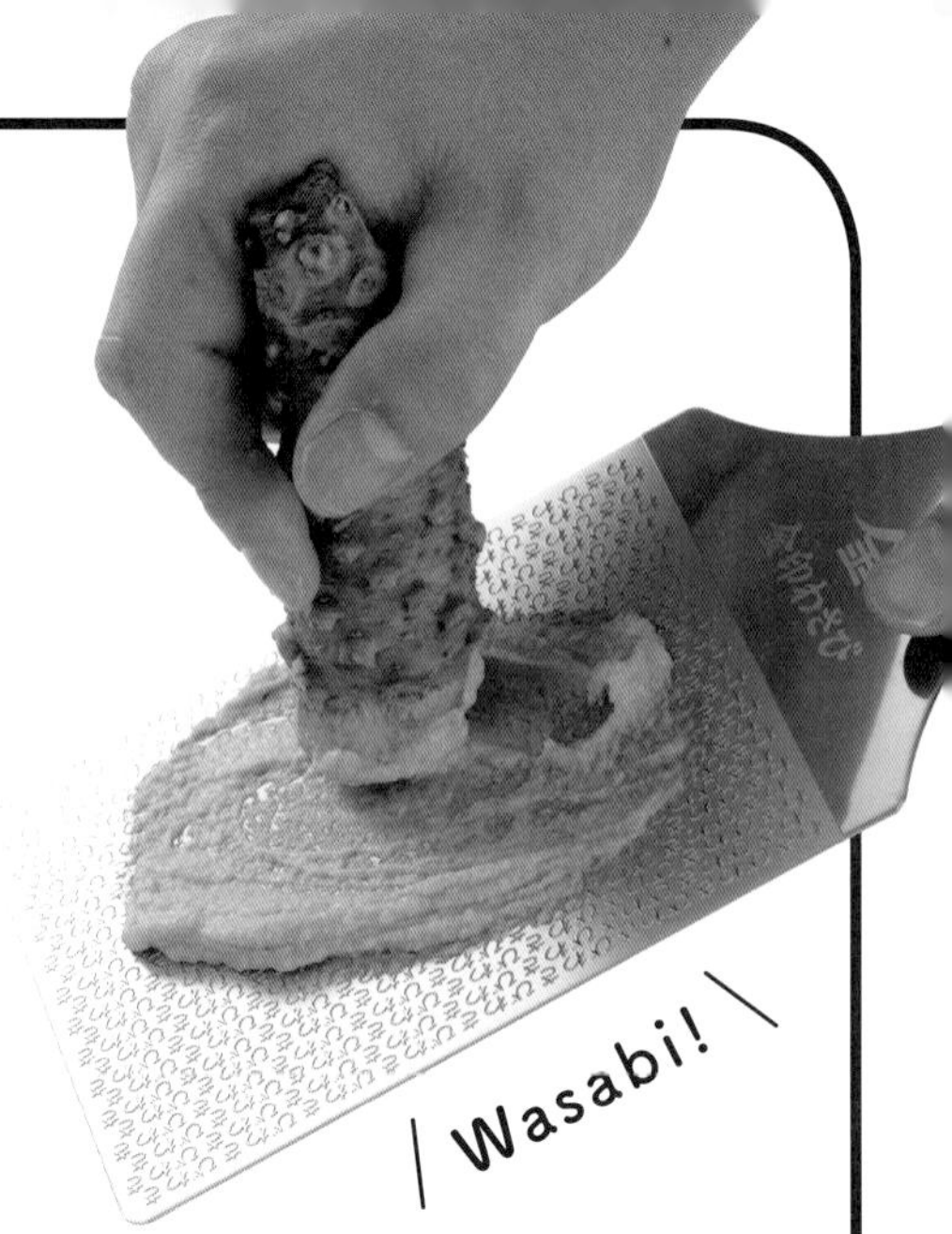

抗炎症、抗酸化作用で認知機能を向上させる！

生活改善の中で一番取り入れやすい栄養面

野内先生は、運動、社会、認知、栄養の全てを満たす生活というのはなかなか難しいので、栄養面の改善から始めることをすすめます。運動、社会、認知、栄養の中でも栄養というのは、その他の三つの要素と組み合わせても無理のない形で実践できるというのがメリットです。例えばほとんど運動していない方に、週に3回、一日30分歩いてください、と言うと、とても抵抗感があると思うのですが、こういう食生活をしてください、もしくはこういう特定の栄養素をとってみてくださいというものであれば、気軽にできるのではないでしょうか。多くの人にとって抵抗感や疲労感がなく、高いモチベーションで始めて、さらに続けられるというのが栄養を用いた介入の良さだと思います」

あらゆる食材の中でなぜわさびなのか?

「わさびを摂取することによって認知機能を含め、様々な健康不調が改善する理由の一つとしては抗炎症、抗酸化作用というのが大きいと思っています。わさびに限らず、植物由来の食材には、抗炎症作用は少なからずあるのですけれども、わさびに含まれる成分は、他に比べて非常に有効性が高い。また、香辛料であるわさびは様々な食べ物と一緒に使えるというのがメリットなんです」と野内先生。

他の食材であれば、かなりの量を食べないと効果のある摂取量に満たないところ、上質な本わさびであれば少量（一日5g）でOK。日常的に、そして継続的に実践できるポテンシャルがあるとして、多くの研究者が注目している食材であるのは、そういった理由もあります。

抗酸化酵素誘導作用で本わさびはトップクラス!

こんな人は脳内デトックスが必要です！

最近、もの忘れがひどい…

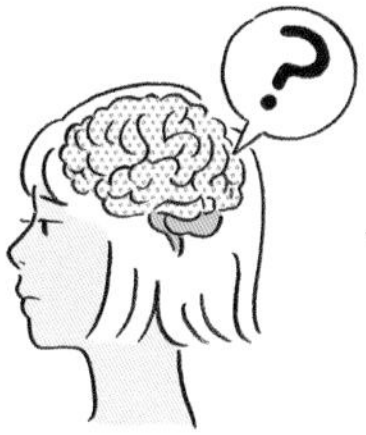

人の名前が思い出せない、をはじめとする“もの忘れ”。加齢のせいとあきらめないで。脳にいい生活で改善するはずです。

認知症を予防したい！

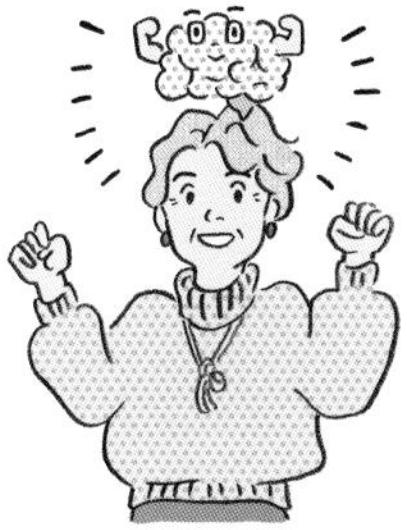

認知症に見られる海馬や前頭前野の萎縮。また、加齢による萎縮をおさえるためには、食生活改善から始めましょう。

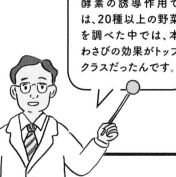

デトックスや抗酸化酵素の誘導作用では、20種以上の野菜を調べた中では、本わさびの効果がトップクラスだったんです。

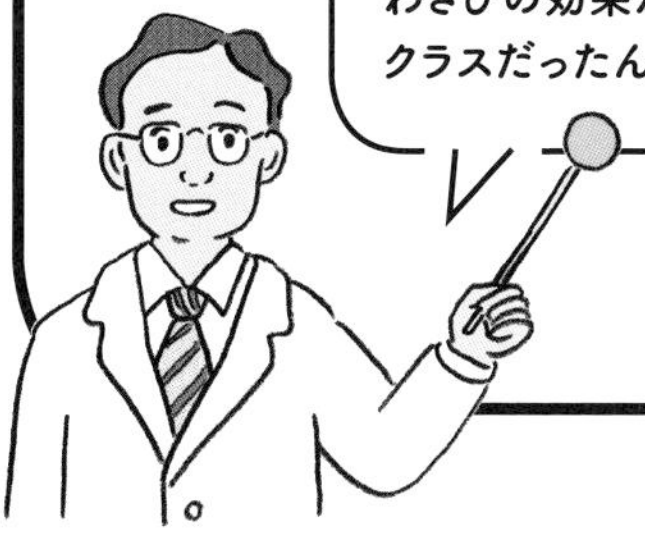

本わさびが脳にとってもいい理由

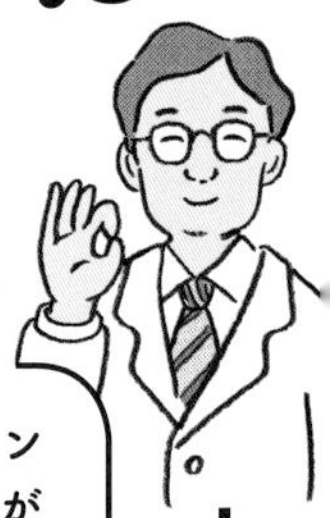
ヘキサラファンの効果に注目が集まっています。

細胞を傷から守る本わさびの抗酸化作用

動物試験や基礎試験などを通じてわかってきたのは、わさびの抗酸化作用の驚くべき強さです。それは本わさびの根茎に含まれる成分「ヘキサラファン（6-MSITC）」によるもの。抗酸化作用というと、一般的にビタミンCやポリフェノールが有名ですが、それらは発生した活性酸素を消去する「消去型」であるのに対して、本わさびに含まれるヘキサラファンは、そもそも活性酸素の発生を抑える「抑制型」です。ヘキサラファンを一度摂取すると、24時間はその効果が持続します。つまり、24時間は細胞がダメージを受けにくいということ。また、脳細胞だけに限らず、身体全体の細胞に対しても、抗酸化能力が高い状態を保つことができます。

神経細胞というのは、他の細胞と違って、一度ダメージを受けて死んでしまうと、なかなか再生が難しいとされています。もちろん、活性酸素が生じてしまった場合には消去型であるビタミンCやポリフェノールが活躍しますが、そもそも健康な状態をキープするためには、抑制型のヘキサラファンの出番というわけです。神経細胞が傷つかないということは、脳のクオリティを保つ上ではとても重要なことです。本わさびは常に細胞を傷つけないように守る頼もしい存在なのです。

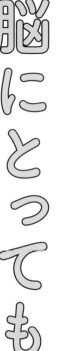

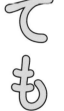

ヘキサラファンは有害な活性酸素の発生を防ぐ！

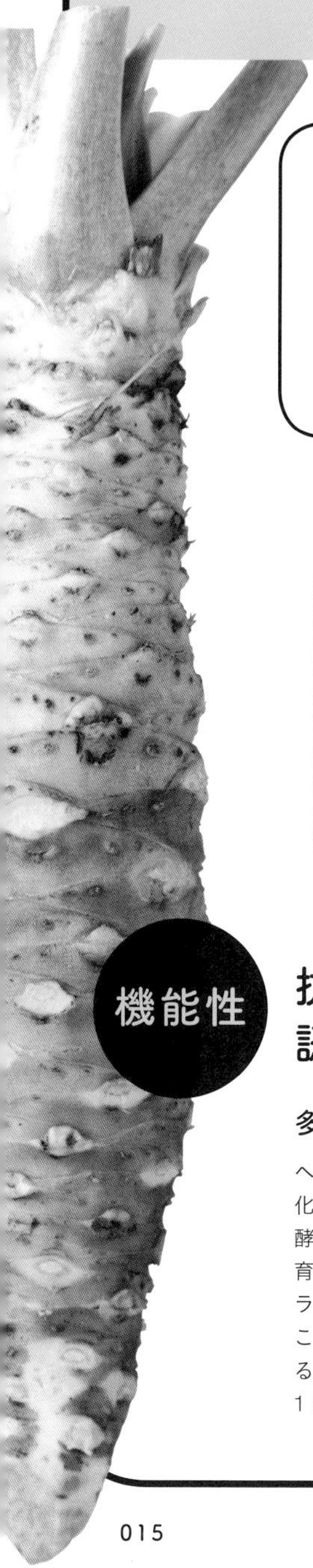

本わさび由来の機能性成分
ヘキサラファンのおかげ！

活性酸素を火事に例えると、ポリフェノールが火事を消火する役割で、ヘキサラファンは出火を抑える元栓のようなものなんだよ。

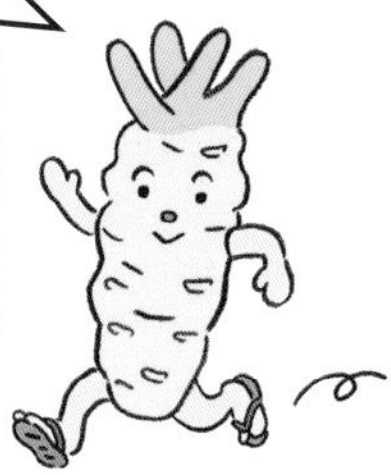

ヘキサラファンの特徴

本わさびの根茎および根に含まれる成分。活性酸素の発生を抑える作用があり、脳細胞が傷つくのを防ぐ働きをしてくれる。また、24時間という長い時間、効果が持続するのもこの成分の特徴。

有効成分

ヘキサラファン
(6-MSITC)

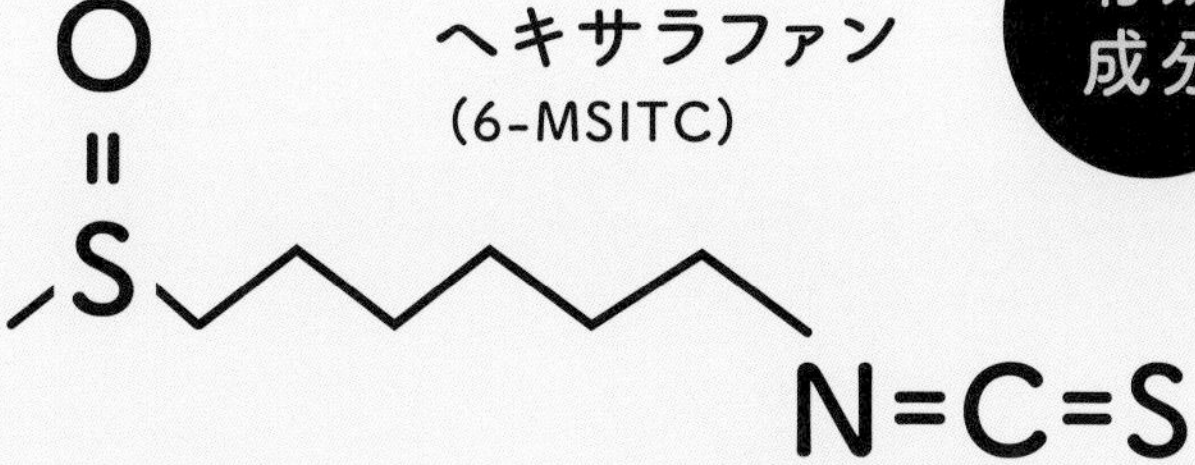

機能性

抗酸化作用
認知機能改善作用

多岐にわたる機能性

ヘキサラファンの機能性は、抗酸化作用、認知機能改善作用、解毒酵素誘導作用、癌転移抑制作用、育毛作用と多岐にわたる。ヘキサラファンは抗酸化酵素を誘導することで、体内の抗酸化能力が高まる。24時間は効果が持続するため、1日1回の摂取が望ましい。

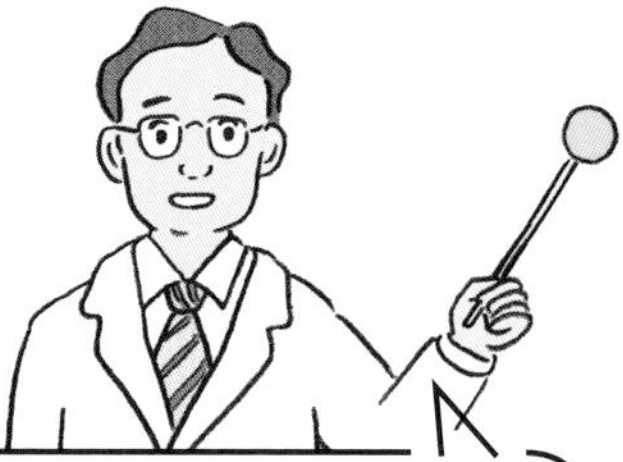

24時間、効果を持続するヘキサラファンは、機能性表示食品の基準では1日0.8mg。これは本わさび小さじ1杯分になります。

本わさびの抗酸化作用は
野菜・果物の中でもトップレベル！

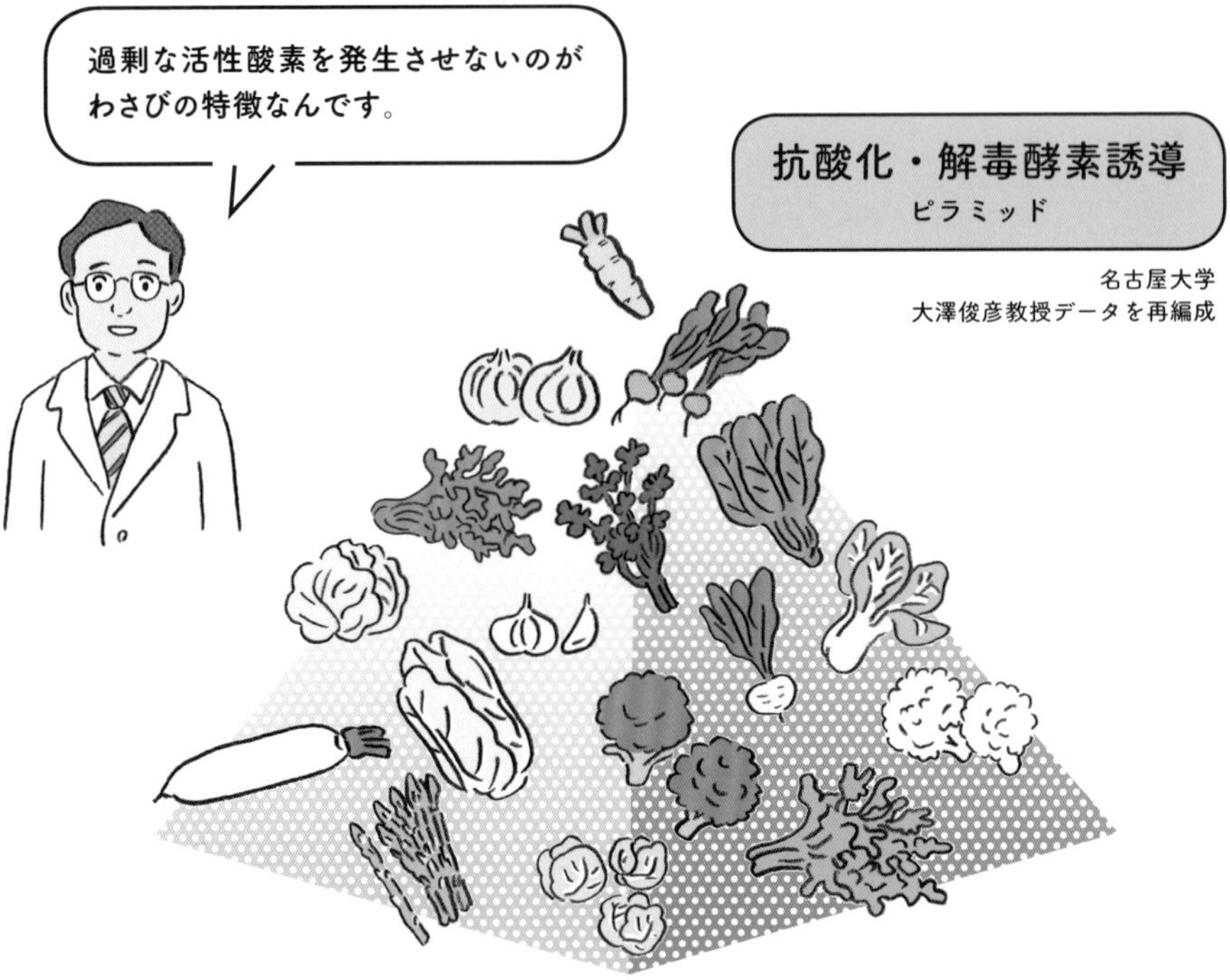
過剰な活性酸素を発生させないのが
わさびの特徴なんです。
抗酸化・解毒酵素誘導
ピラミッド
名古屋大学
大澤俊彦教授データを再編成

いま、注目され始めたわさびの抗酸化能力

これまでの抗酸化物質の測定方法は、活性酸素を発生させて他の物質を酸化させることで測定するものが中心でした。ただ、それだとそもそも活性酸素を発生させないようにするわさびの効果は測定できないため、わさびの抗酸化作用が高いという認識はありませんでした。わさびの高い抗酸化作用が注目され始めたのは最近のことです。その抗酸化作用は、野菜や果物の中でも強いものだということがわかっています。

また、最近わさびで興味深いことがわかりました。日本人には寿司や刺身などにわさびをつけて食べる食文化がありますが、実際に魚とわさびを一緒にとることで、相乗効果が

魚に含まれるDHAと一緒にとると相乗効果あり！

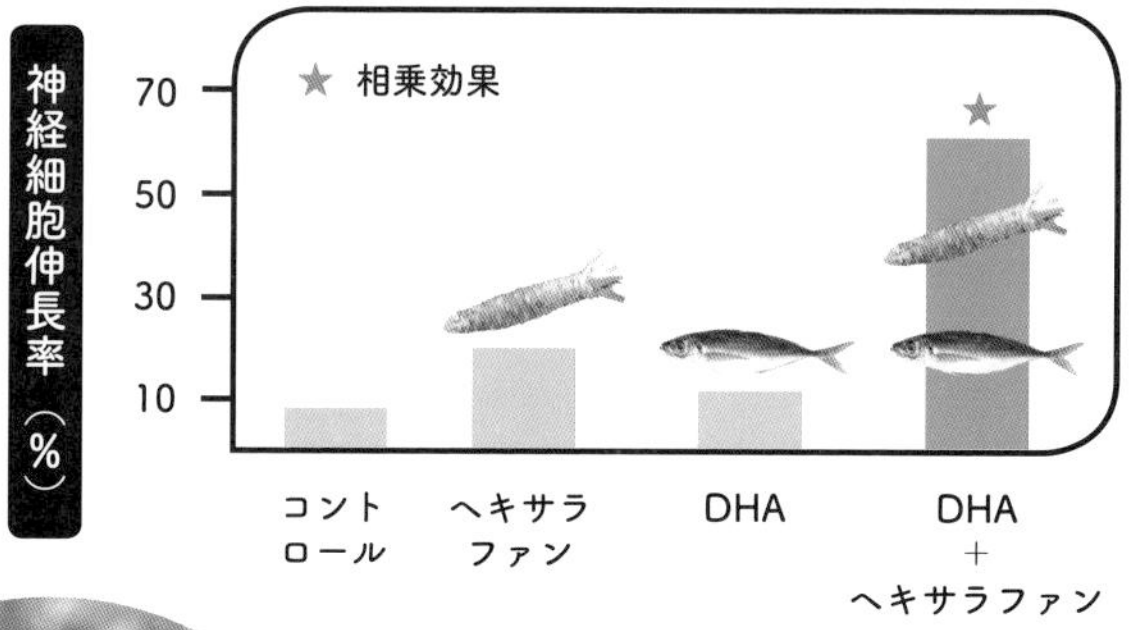
神経細胞伸長率（%）
70
50
30
10
★ 相乗効果
★
コントロール
ヘキサラファン
DHA
DHA
＋
ヘキサラファン

ヘキサラファンとDHAの相乗効果

細胞に神経成長因子を添加し、72時間培養後、神経細胞の伸長とドーパミン産生量を測定したところ、ヘキサラファンとDHAの二つにおいて相乗効果が認められた。

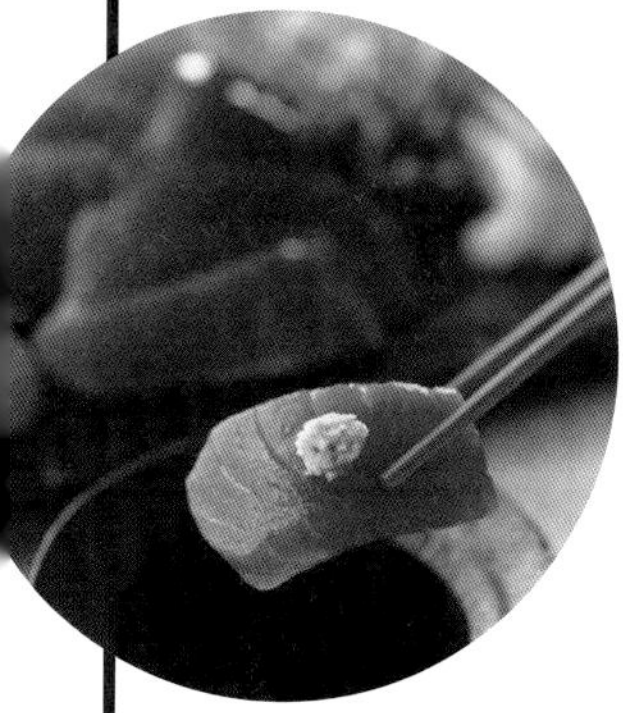

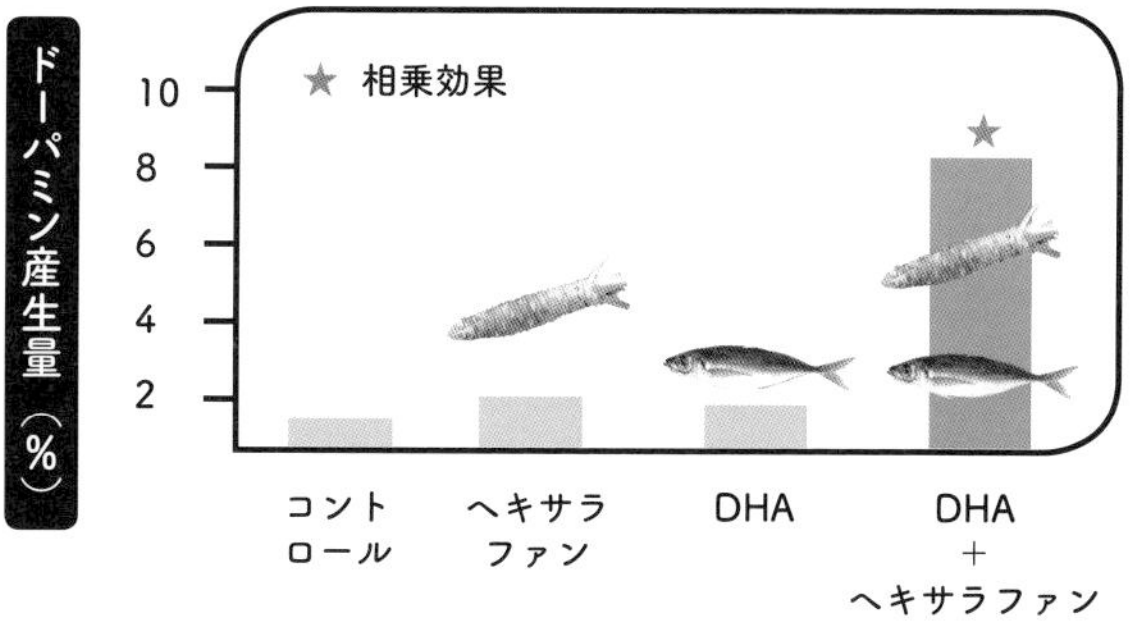
ドーパミン産生量（%）
10
8
6
4
2
★ 相乗効果
★
コントロール
ヘキサラファン
DHA
DHA
＋
ヘキサラファン

（金印株式会社データ）

あるというのです。細胞試験でわかったことですが、わさびのヘキサラファンと魚のDHAをそれぞれ単体で加えるのに比べて、一緒に加えると、神経細胞の一部である樹状突起の伸びと、神経伝達物質であるドーパミンの産生量が大きくなるのです。これは明らかに脳へいい影響を与えるもので、先人たちの知恵が科学的にも効果があることが証明された興味深い結果です。

WASABI COLUMN

お寿司とわさびは健康的にも理に適っていた

これまで寿司や刺身にわさびをつけるのは、魚の臭みをわさびが消してくれるという美味しさの面で語られてきました。しかし、DHAとヘキサラファンの相乗効果が発見されたことで、美味しさだけでなく健康面でも正しい食べ方だということがわかりました。

わさびの効果を科学が証明！

実験で証明されつつある
わさびの脳に対する効果

わさびの脳に対する効果は、様々な実験でも証明されています。まずはマウスを使った実験を紹介しましょう。

アミロイドβは脳内で作られるタンパク質の一種ですが、これがアルツハイマー病の患者さんには多く見られるという特徴があります。このアミロイドβをたくさん作り出すモデルマウスを用意します。このマウスは、体の動きが鈍かったり、記憶力が落ちたりと人間のアルツハイマー病に似た症状が出てきます。このモデルマウスを用いて記憶力のテストをすると健康なマウスよりも成績が悪くなりますが、ヘキサラファンを摂取させておくことで悪化を防ぐことができました。また、アルツハイマー病の発症と関係が深いとされているもう一つのタンパク質としてタウという存在があり、このタウタンパク質がリン酸化と呼ばれる変化を起こすことで、脳にダメージを与え、認知機能の悪化を促進すると考えられています。じつはヘキサラファンはタウのリン酸化も抑制するという試験結果が得られており、アルツハイマー病の予防にも役立つのではないかと研究が進められています。

また、実際わさびの効果が人間でも現れるのかを検証したのが、19ページの上のグラフです。普段からあまり運動をしない45歳から68歳を対象に37名の被験者を、ヘキサラ

わさびを毎日摂取することで
認知機能向上に効果が見られた

サプリメント摂取で認知機能が高まった！

ヘキサラファン濃縮素材ワサビスルフィニル®とは

ヘキサラファンを毎日手軽にとれるように、本わさびの根や根茎から抽出・濃縮して作られる食品素材です。

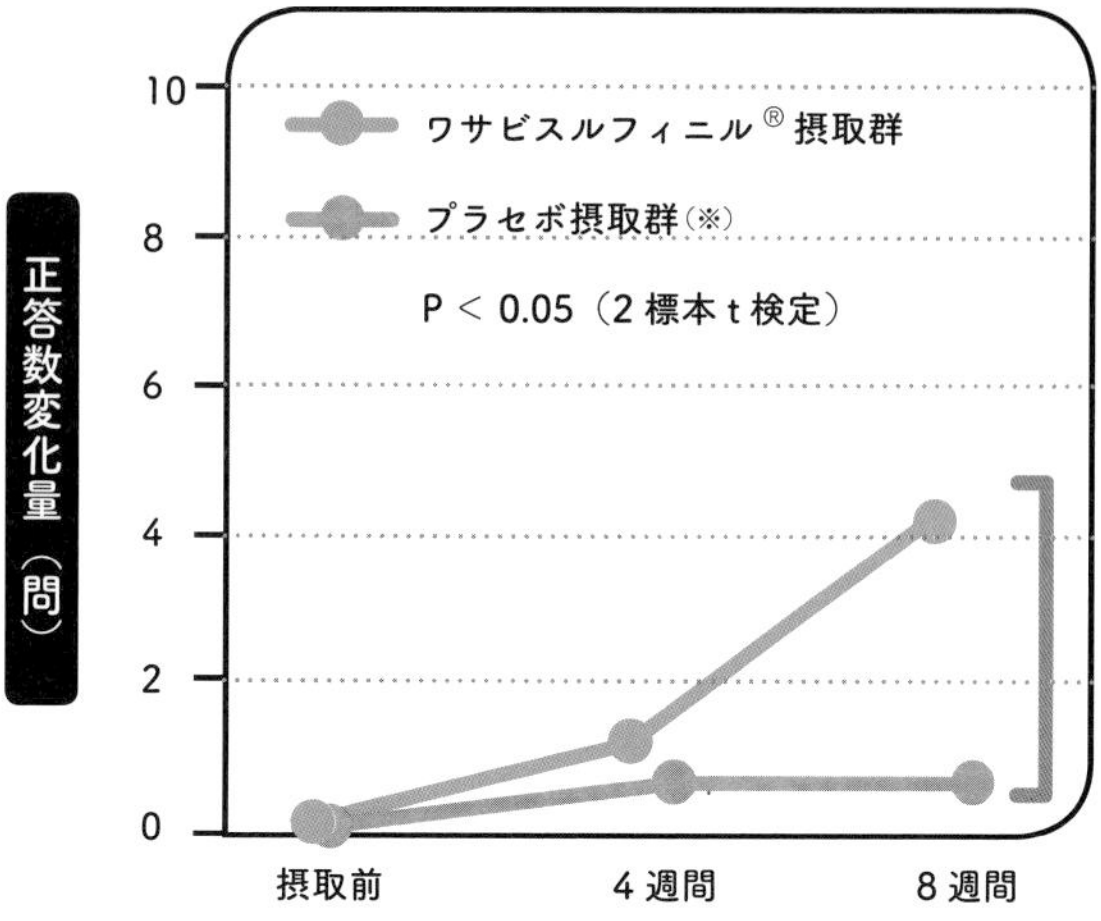
正答数変化量（問）
10
8
6
4
2
0
ワサビスルフィニル®摂取群
プラセボ摂取群（※）
P < 0.05（2標本t検定）
摂取前
4週間
8週間

※ワサビスルフィニル®の入っていない偽サプリメント

ストループ課題で認知機能をテスト

ストループ課題は、認知機能を検査するためのテスト。明らかにワサビスルフィニル®を摂取したグループの正答率が4週間後、8週間後と伸びているのがわかる。

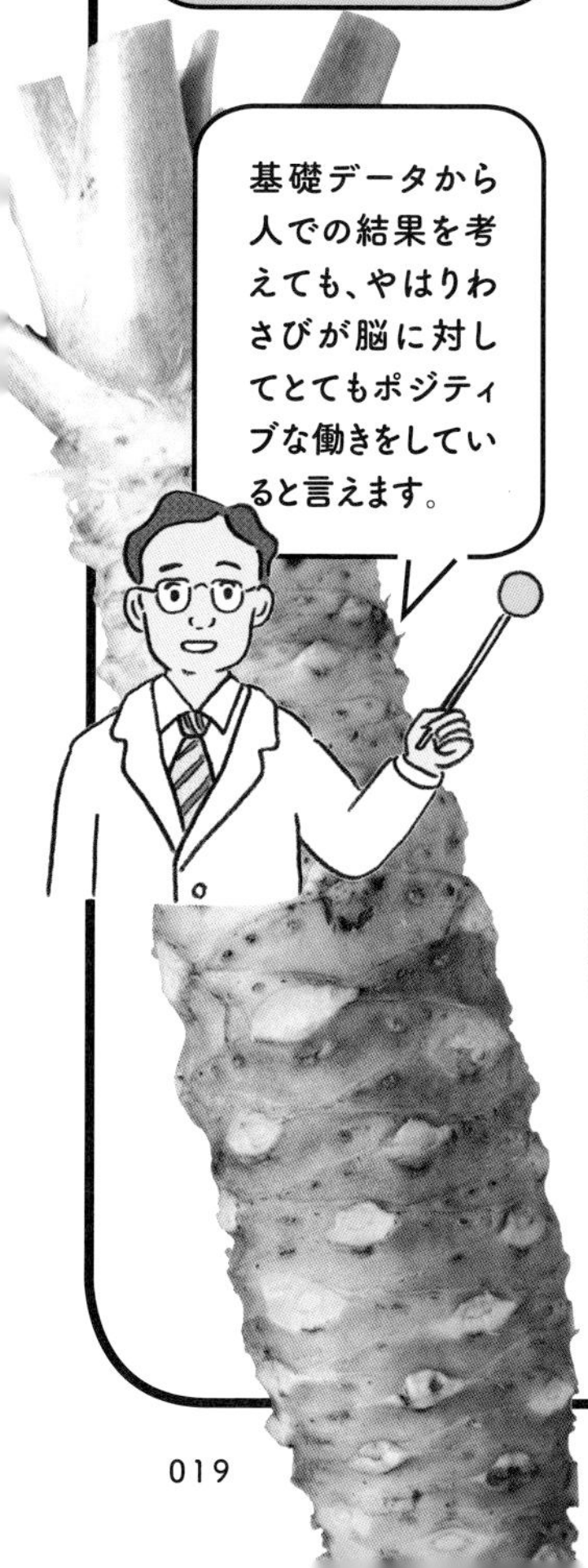
基礎データから人での結果を考えても、やはりわさびが脳に対してとてもポジティブな働きをしていると言えます。

ファンが含まれるワサビスルフィニル®（サプリメント）100㎎を摂取する19名と摂取しない18名に分けます。そして、両方のグループに同じ試験を受けてもらいます。試験はストループ課題といって、色のついた文字の色を答えてもらうというもの。例えば「あか」という文字の色は緑だったりして、その場合は緑が正解になります。やはりこの実験においても、ワサビスルフィニル®を摂取したグループの方が4週間後、8週間後と正答率が高くなっていることがわかります。

わさびの力で 脳年齢も若返った！

注意力や判断力でもわさびによる改善効果が見られているよ！

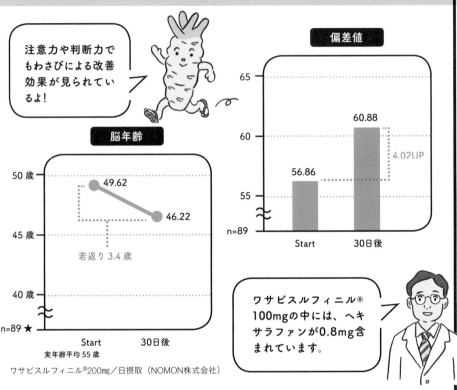

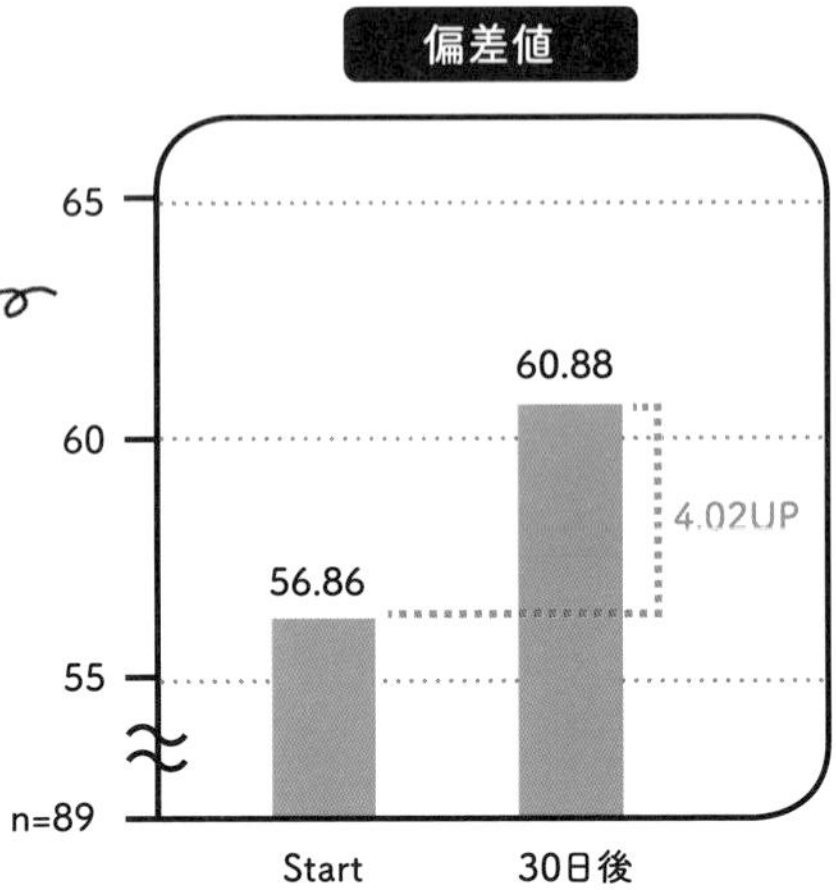
偏差値
65
60
55
n=89
60.88
56.86
4.02UP
Start
30日後

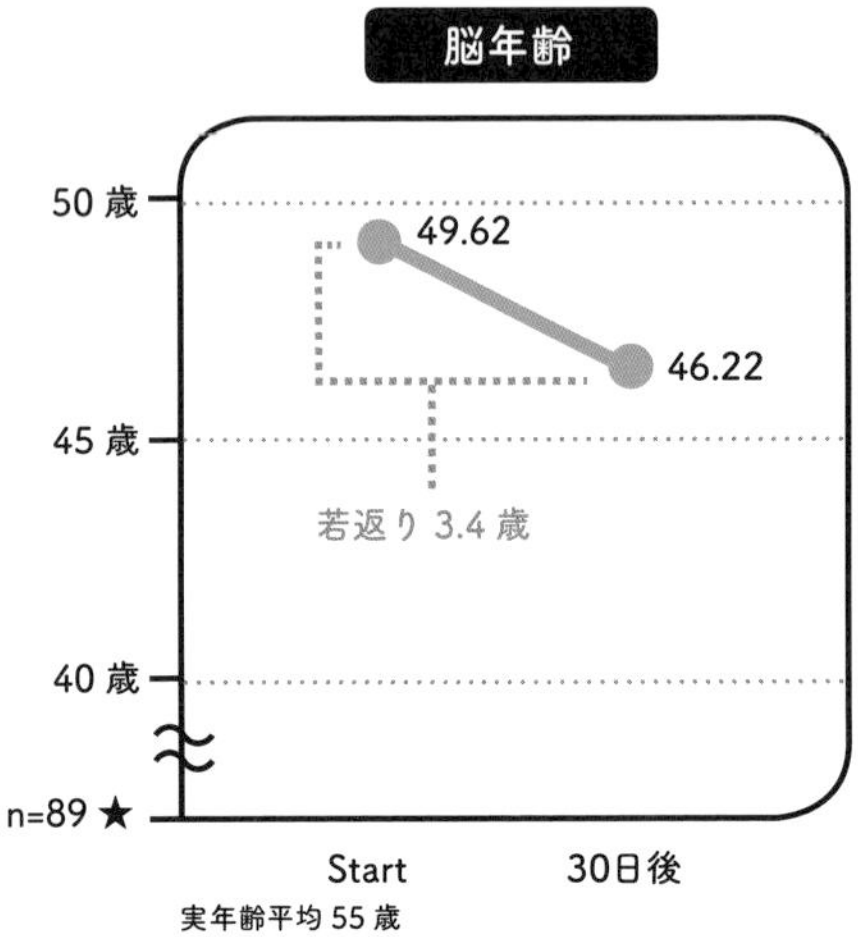
脳年齢
50 歳
45 歳
40 歳
n=89 ★
49.62
46.22
若返り 3.4 歳
Start
30日後
実年齢平均 55 歳

ワサビスルフィニル®200㎎／日摂取（NOMON株式会社）

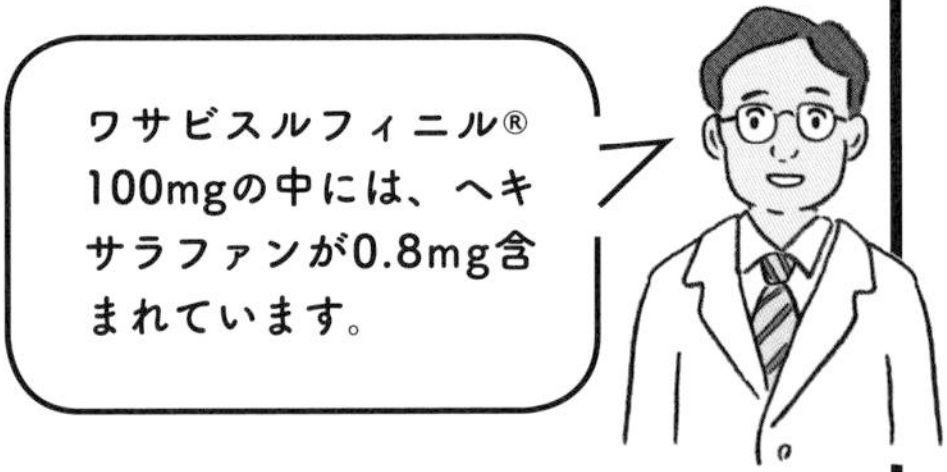
ワサビスルフィニル®100mgの中には、ヘキサラファンが0.8mg含まれています。

1カ月のわさび生活で脳年齢と偏差値が改善！

また、別の臨床試験でも本わさびの効果が明らかになっています。上の二つのグラフは脳検（※）による脳年齢と偏差値の変化を表したものです。こういったテストは40代から70代にかけてなだらかに成績が下がっていく平均値が存在し、スコアによって脳年齢と偏差値が割り出せます。もちろん、偏差値が高いほど、そして脳年齢が若いほど脳の状態はいいと判断ができます。また、自分の実年齢とスコアが大きくずれている場合は、「脳が衰えているな」とか、「このままでは認知症のリスクが高くなるので対処が必要」といったことがわかります。ワサビスルフィニル®（200㎎／日）を摂取した89

※脳活性度定期検査（株式会社脳活性総合研究所）

本わさびなら1日
小さじ1〜2杯をとろう！

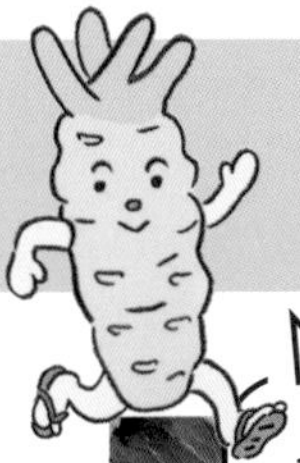
サプリメントと同じ0.8〜1.6mgのヘキサラファンをとるなら、本わさび小さじ1〜2杯（5〜10g）だよ。

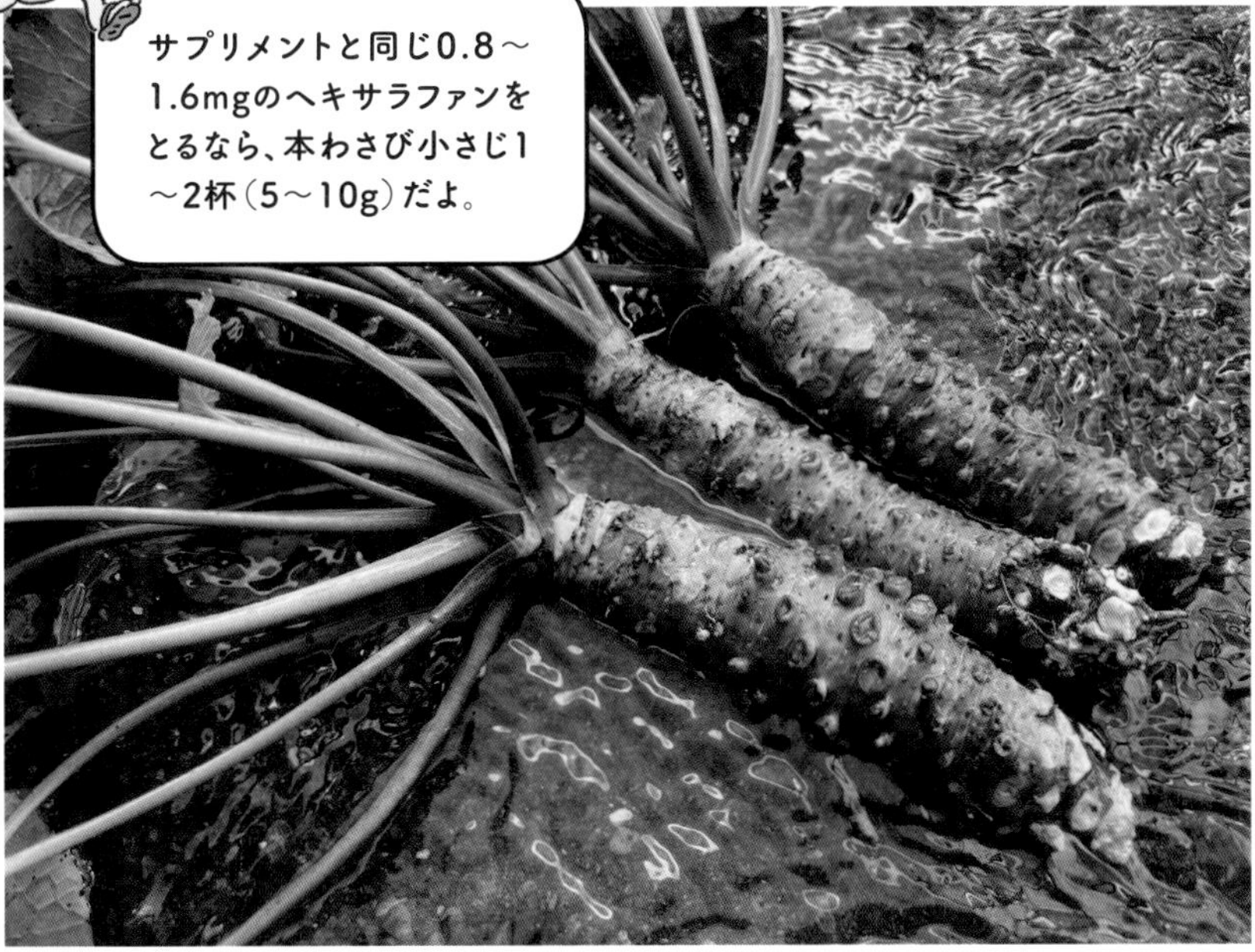

名のテスト結果が右ページのグラフです。スタートから30日後、脳年齢はじつに3・4歳若返り、偏差値は4・02アップしました。ワサビスルフィニル®を1カ月毎日摂取しただけで、脳年齢が3・4歳若返るというのは、驚きの結果だと言えるでしょう。このように様々な臨床試験でわさびの効果が実証されてきているのです。

WASABI COLUMN

効果の持続時間は24時間だから毎日とることが重要

ヘキサラファンの効果が続くのは24時間なので、毎日とることが重要。様々な臨床試験から、継続的に摂取することで、4週間後よりも8週間後といったように効果が高まることもわかってきました。毎日の摂取をできるだけ長く続けることがポイントです。

本わさびでブレインフォグが改善した！

慢性疲労症候群でも起こるブレインフォグ

新型コロナウイルス感染症の後遺症として、話題となったブレインフォグ。その名の通り、頭に霧がかかったような状態で、考えたり集中したりすることが難しくなった状態を言います。このブレインフォグ、じつは新型コロナ流行以前から、慢

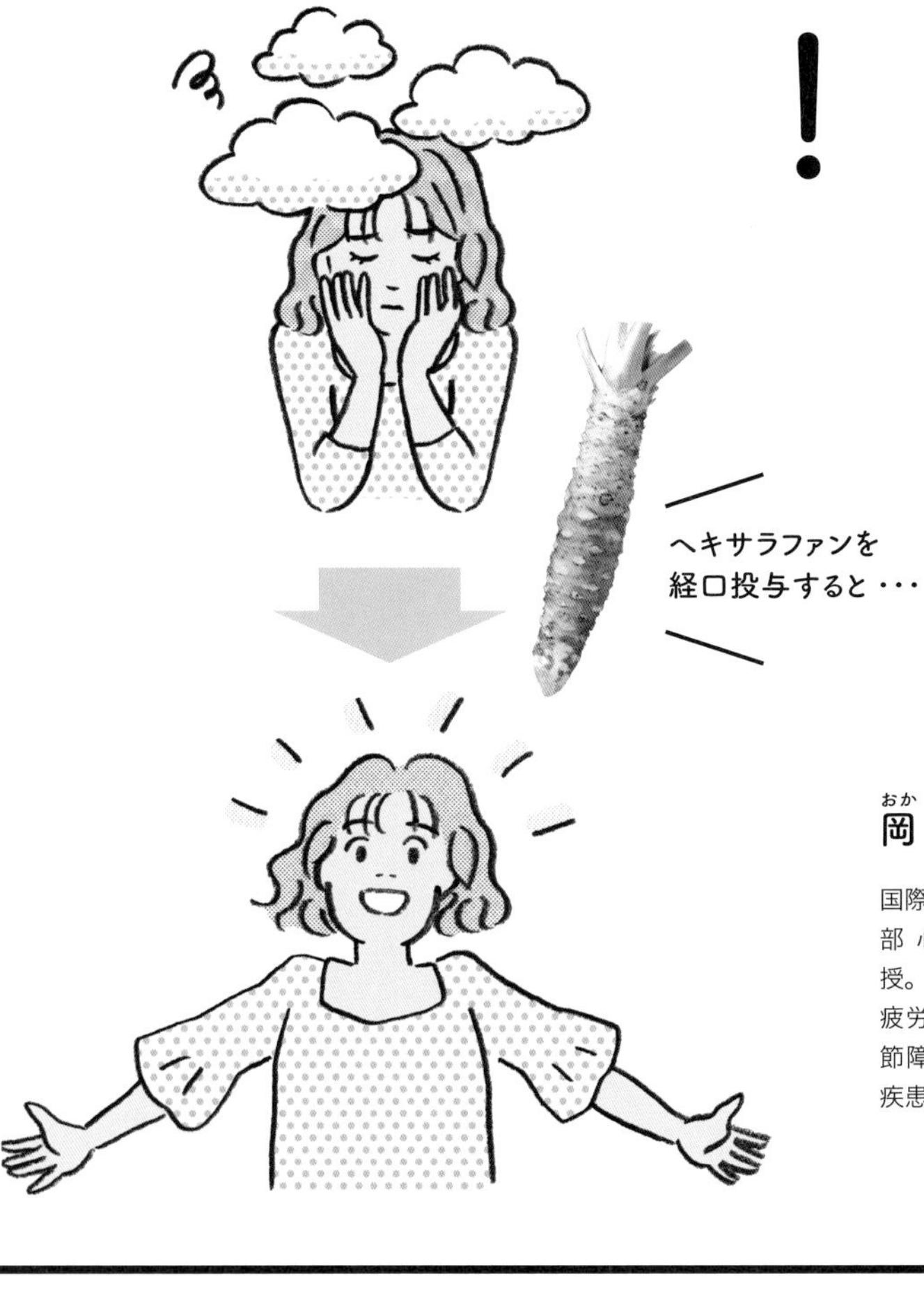

岡《おか》 孝和《たかかず》先生

国際医療福祉大学 医学部 心療内科学主任教授。心因性発熱、慢性疲労症候群、起立性調節障害、機能性消化管疾患の治療が専門。

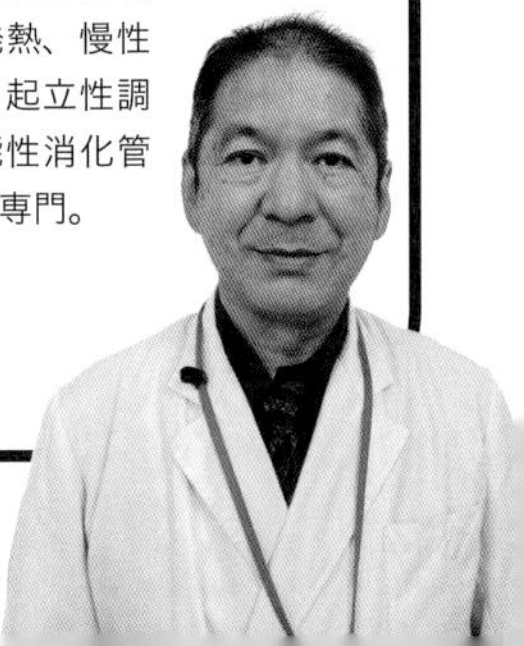

性疲労症候群における認知機能障害の症状として知られていたものだと、岡先生は言います。

「新型コロナ後遺症と言われる人たちの全身倦怠感やブレインフォグといった症状が6カ月以上続くと、慢性疲労症候群の診断基準を満たす人が結構出てきます。コロナ後遺症と慢性疲労症候群の症状に共通するのは脳内に起きる炎症。

新型コロナでサイトカインストームという言葉を聞いたことがあるかもしれませんが、そういった炎症性のサイトカイン（※1）が全身で増えてくると、脳のミクログリアという細胞を活性化させ、脳の中に慢性的な炎症が起きるんです。そうすると、脳の神経伝達も落ちてくるし、脳の血流も落ちてくる。そして脳の組織的な変化も起きてきます。脳の慢性炎症というのは、こういった病態にある一定の役割をしているんだというふうに考えています」

認知機能障害の改善に効果

岡先生は、わさびが慢性疲労症候群の認知機能障害において効果を発揮することが様々な研究でわかってきたと、次のように説明します。

「理化学研究所の片岡洋祐先生のグループによる動物実験では、わさびのヘキサラファンの経口投与で脳内炎症が改善したことが明らかになっています。

そこで、今回15名の方を対象にワサビスルフィニル®含有サプリメント（NOMON株式会社）を投与期間と量を一定にして、どんな症状が改善されるかを調べました（※2）。結果としてよくなったのが頭痛の頻度、筋肉痛の頻度、ブレインフォグの程度、言語検索障害、羞明《しゅうめい》（眩しさに弱い）の程度。そういったことからわかってくるのは、ヘキサラファンの効果があるのは神経認知症状だということです。

また、ランダムに紙に書かれた1番から25番までの数字を順番に線を

こんな自覚症状が改善した

- ▶ブレインフォグの程度
- ▶頭痛の頻度
- ▶筋肉痛の頻度
- ▶考えを言葉にできない程度
- ▶羞明（まぶしく感じる状態）の程度

※1　サイトカインとは、主に免疫細胞から分泌される低分子のタンパク質で、細胞間の情報伝達の役割を担う。 ※2　ワサビスルフィニル®1.2g／日を服用

認知機能検査
Trail Making Test-A

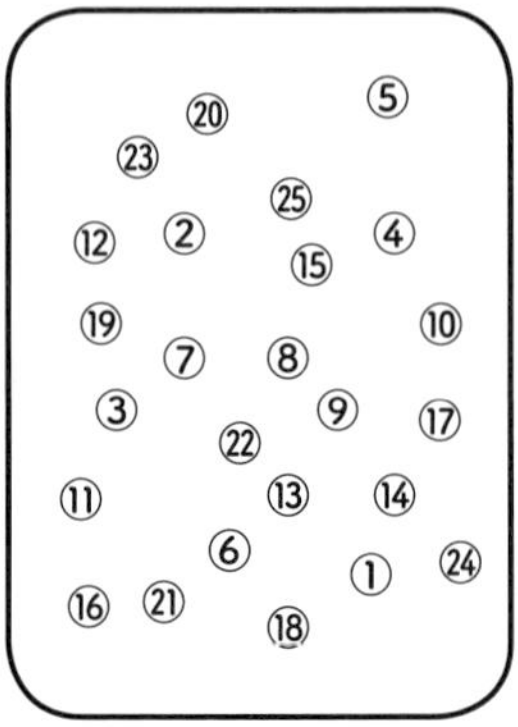

紙の上に書いてある数字を 1 から 25 までトレースする時間を測定。

健常人：20、30 歳代では 29±8 秒、40 歳代では 30±8 秒
わさびサプリメント摂取後：有意に改善（53.0±16.3 秒→ 38.1 ±13.9 秒、P ＜ 0.01）

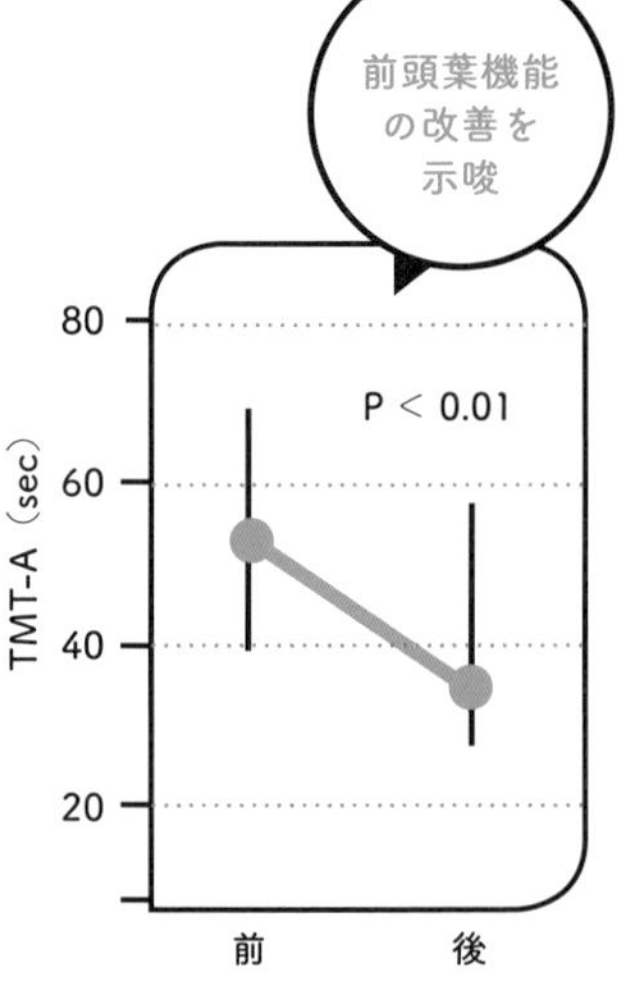

引っ張ってくださいという認知機能検査をしたところ、わさびサプリメントを飲む前には53秒かかっていたのが、とった後は38秒に改善しました。これは前頭葉の働きが良くなっていることの表れです」

ここまで効く成分はなかった

今回の研究で、認知機能がどのように良くなったかについて、わさびを飲んだ12週後に患者さんに書いてもらったアンケートでは、かなりの症状の改善が見てとれます。

「以前はいつも頭の中にもやがあって、その部分だけ電気信号が遮断されて動かないような、固まって重い感じだったのが、頭の中で考えがまとまるようになった」

「出づらかった言葉も出てくるようになり、資料を読みながらノートにまとめられるようになった」

「本を読んだり資料をまとめるなど、集中して作業できる時間が長くなった。以前は10分ぐらいしかできなかったのが、1時間ぐらいできるようになった」

このような研究結果に、岡先生はわさびの可能性について、期待を込めて次のように語ります。

「これまで慢性疲労症候群を治療するために、ビタミン剤や抗酸化物質、抗うつ薬などを使ったり、また従来の様々な漢方薬を使ったりしてきましたが、それらに比べても、認知機能障害にこれだけ効くのは初めてです」

（注）慢性疲労症候群は、現在、筋痛性脳脊髄炎／慢性疲労症候群（ME/CFS）と呼ばれることが多くなっています。

体験談

慢性疲労症候群における わさびの改善効果とは？

Hさん（20代女性）の場合

もともとの症状

わさびをとる前の症状は、継続した微熱、全身の倦怠感、全身の痛み（筋肉痛、関節痛、頭痛など）、不眠、食欲不振、意欲の低下、抑うつなど多岐にわたりました。これらの症状により、日中もほぼ寝たきりの生活を過ごすため筋力が低下、さらに日常生活に支障が出るという悪循環でした。とくに全身の倦怠感と痛みが酷く、体力も次第に落ちてきたので、将来について考えるたびに希望を持つことができず、精神的に参っていました。

わさびの効果

わさびをとるようになると、思考がまとまらないもどかしさや、意欲の低下について改善があり、それが結果的に食欲の回復につながったように思います。食事を美味しいと感じられるようになると、食事自体も楽しくなり、筋力と体力の維持もできるようになりました。なにより意欲が向上したことで、これまで人に頼らないとできなかったことも自分でできるようになりました。できることが増えてくると、日々「楽しい」と感じることも増えました。

Kさん（20代女性）の場合

もともとの症状

頭が常にボーッとして、スッキリ感をまったく感じられない状態でした。今から何をどんなふうにするかを考えることが難しく、メモを書いて予定を立てたり、掃除や料理をするにも前もって自分の行動を考えてからでないと動けない状態。会話をするにも言葉がまとまらなかったり、何か作業に取り掛かっても30分ほどで脳疲労を感じ、発熱したり頭痛が起きたりすることもありました。なかでも認知機能の低下や脳疲労がとくにつらい症状でした。

わさびの効果

わさびをとって実感したのは、頭がスッキリするような感覚（ブレインフォグの改善）と、重力がのしかかっているように感じていた体が軽くなったような感覚です。パソコンでの文章作成や事務的な作業、人と会話できる時間など、疲労を感じずに続けられる時間も延びていきました。具合が悪い時の絶望感を今後も味わっていくのかと思っていたので、症状が少しずつ改善し、できなかったことができるようになるたびに、嬉しさと希望が溢れて、気持ち的にも救われていきました。

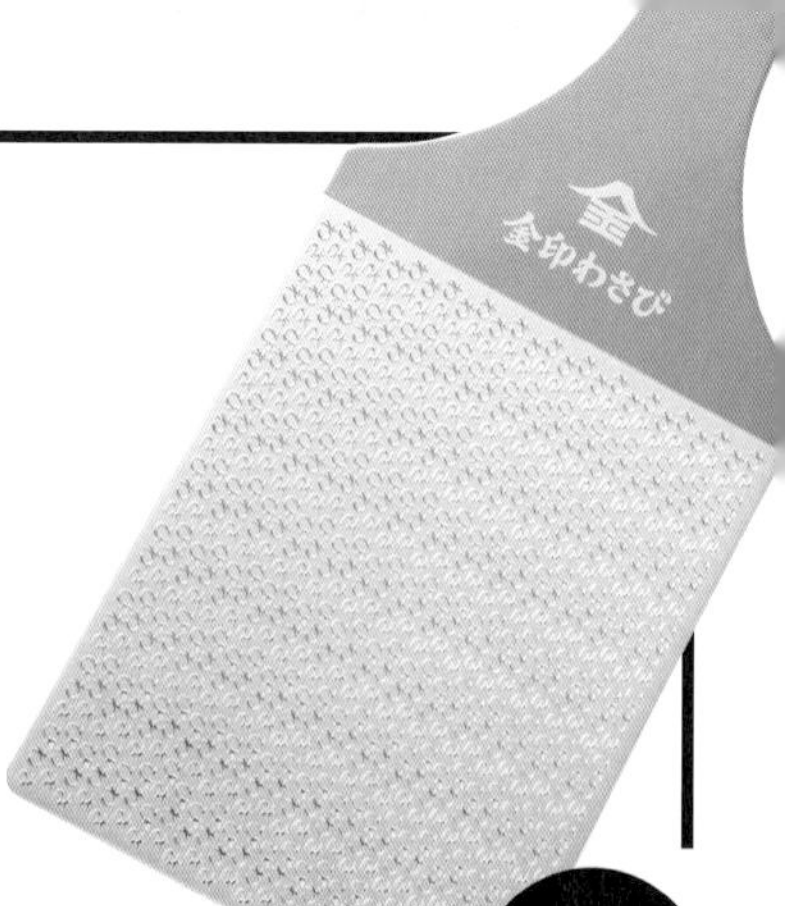

常温 チューブのわさびでは＼ほとんど／効果なし！

常温チューブわさびにヘキサラファンはほとんど含まれない

わさびを食べると脳が元気になると言うと、さっそくわさびをスーパーで買ってこようと思うかもしれません。でも残念なことに、一般的に販売されている市販の常温チューブわさびには、肝心の成分であるヘキサラファンがほとんど入っていません。

左の図は本わさびや西洋わさび、製品などにおけるヘキサラファンの含有量を調べた結果を表したものです。一番多く含まれているのは、本わさびの根茎部分。いわゆるわさびの芋です。西洋わさびには含まれていません。本書が生の本わさびを食べることを前提にしているのは、こういった理由があるからです。

常温保存が可能なチューブわさびにヘキサラファンが含まれていない理由は簡単です。常温のチューブわさびの多くは、根茎ではなく本わさびの茎や西洋わさび、その他の食品素材などが使われているからです。しっかりヘキサラファンが検出されたものは、冷凍保存や冷蔵保存の製品か本わさび根茎だけ。結局、製品にどれだけ本わさび根茎が使われているかが肝心なのです。

ヘキサラファンがとれる本わさびを食べよう！

ヘキサラファンがとれるのは本わさびだけ！

ヘキサラファン含有量

（金印株式会社調べ）

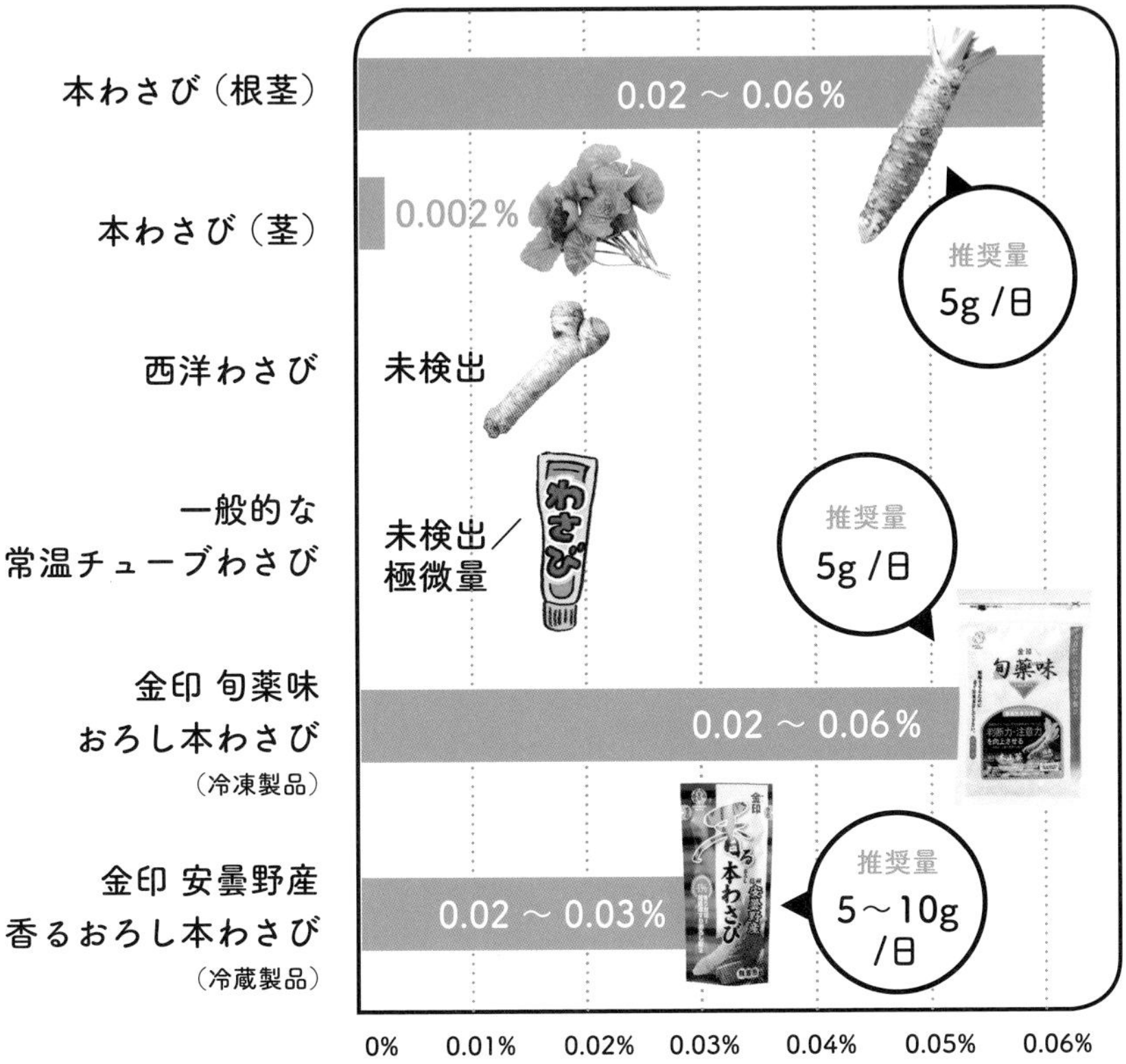
本わさび（根茎）
0.02 〜 0.06％
本わさび（茎）
0.002％
推奨量
5g /日
西洋わさび
未検出
一般的な常温チューブわさび
未検出／極微量
わさび
推奨量
5g /日
金印 旬薬味 おろし本わさび
（冷凍製品）
0.02 〜 0.06％
金印 安曇野産 香るおろし本わさび
（冷蔵製品）
0.02 〜 0.03％
推奨量
5〜10g /日
0%
0.01%
0.02%
0.03%
0.04%
0.05%
0.06%

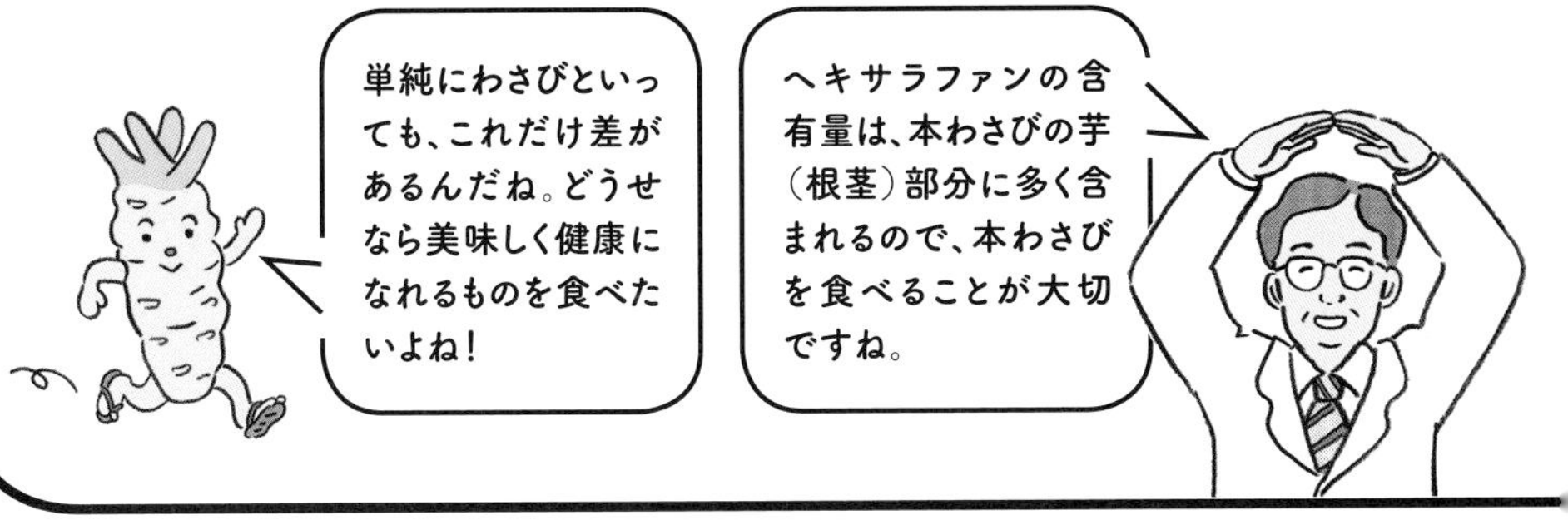
単純にわさびといっても、これだけ差があるんだね。どうせなら美味しく健康になれるものを食べたいよね！
ヘキサラファンの含有量は、本わさびの芋（根茎）部分に多く含まれるので、本わさびを食べることが大切ですね。

他にもある本わさびの健康効果！

これからも研究が進むヘキサラファンの効果

ここまで、本わさびに含まれるヘキサラファンによる、脳に対する健康効果について見てきましたが、ヘキサラファンの健康効果は、じつは脳だけに限ったものではありません。

ストレスや不規則な生活など、様々な原因で発生する活性酸素は、

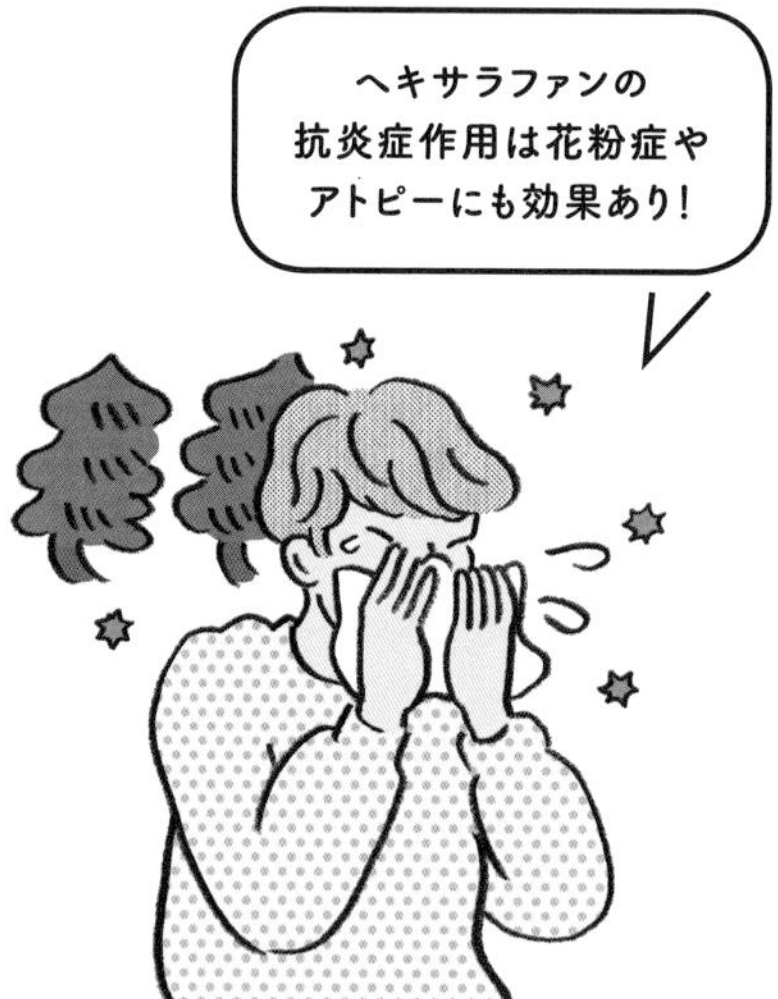
ヘキサラファンの
抗炎症作用は花粉症や
アトピーにも効果あり！

アレルギーの症状を緩和

軽度アトピー性皮膚炎症状が見られる16名にワサビスルフィニル®200mgを毎日、2カ月間にわたって摂取してもらい皮膚科専門医に評価してもらったところ、肌の乾燥状態、掻痒《そうよう》感（かゆみ）に改善が見られ、全般的な重症度も有意な改善が認められ、16人中15人に有用と判定されました。

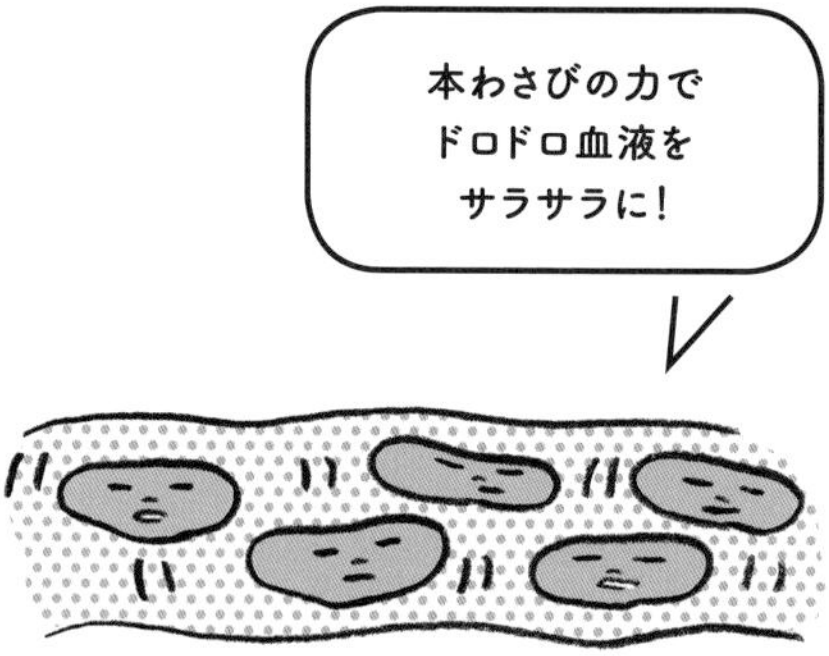
本わさびの力で
ドロドロ血液を
サラサラに！

血液サラサラ作用

本わさびの血流改善効果は野菜の中でもトップクラス。5gの本わさびを食べた1時間後に、14人中13人の血流がアップしたという研究結果もあります。血液がサラサラになれば、血栓によって起こる動脈硬化や脳梗塞、心筋梗塞などにも有効で、冷え症にも効果があります。

生活習慣病や老化を招くだけでなく、様々な病気の原因にもなる、ありがたくない存在。そんな活性酸素の発生を元から抑えるヘキサラファンは、超優秀な抗酸化物質だと言えます。抗酸化物質というと、ポリフェノールやビタミンCなどを思い浮かべる人が多いかもしれませんが、これらに比べても本わさびの抗酸化作用はとても強いものです。

下で解説している四つの健康効果は、これまでの研究で効果が明らかになったもの。今後もわさびの機能性については研究を通じて明らかになっていくでしょう。

毎日たった5gを食べるだけで、脳の健康はもとより、体にとって様々な健康効果が得られる本わさび。ぜひ、活用してみてはいかがでしょうか。

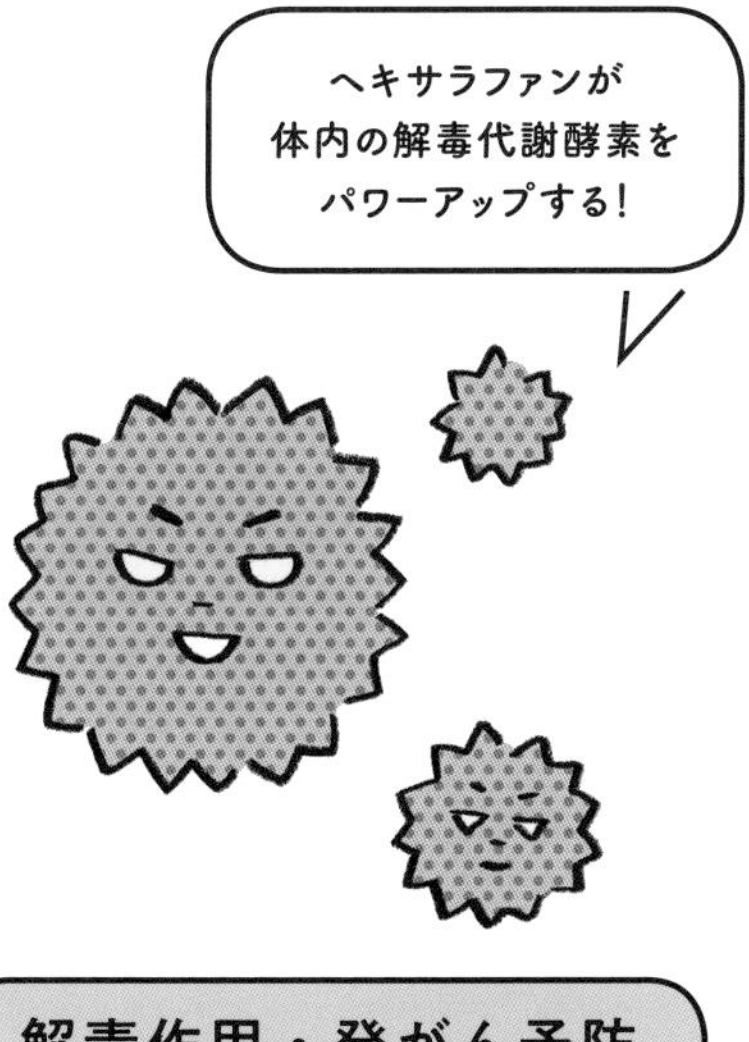
ヘキサラファンが
体内の解毒代謝酵素を
パワーアップする!

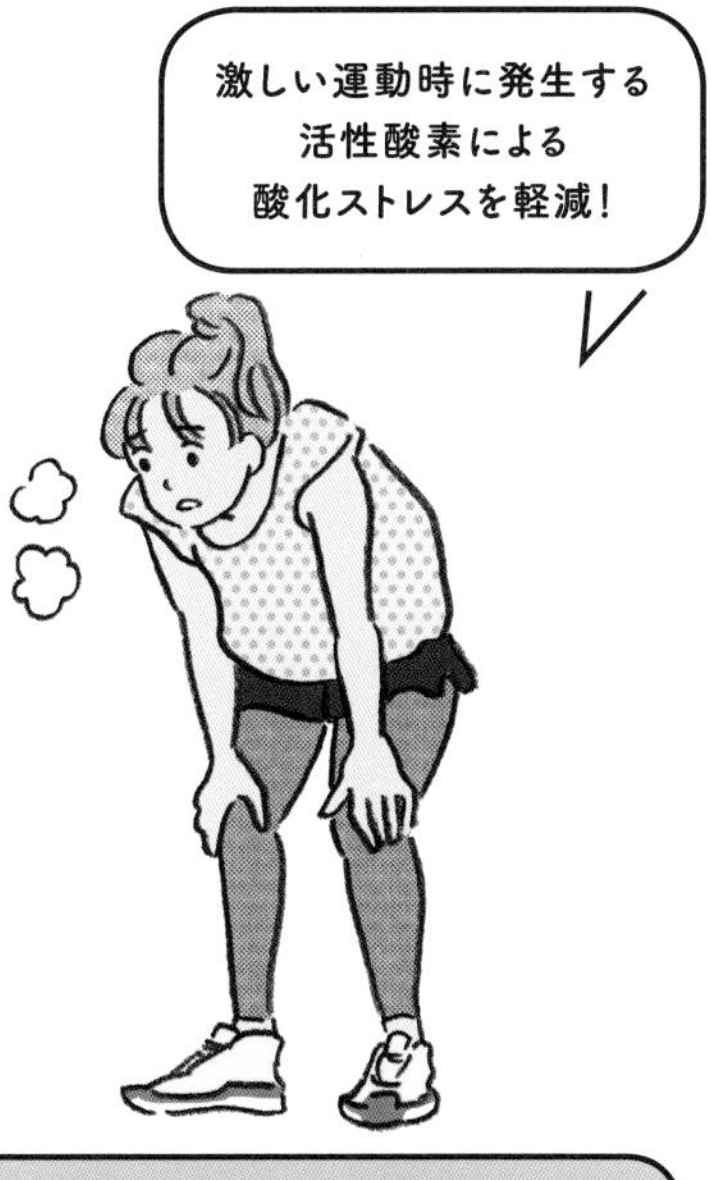
激しい運動時に発生する
活性酸素による
酸化ストレスを軽減!

解毒作用・発がん予防

ヘキサラファンは、解毒酵素の活性を高める作用が野菜の中でトップクラスに強いことがわかっています。肝臓の解毒酵素は、人間の体内に取り込まれた有害物質を無毒化して体外へ排出させる役割を持ちます。この酵素の活性を高めることで発がん予防にもつながります。

酸化ストレス軽減作用

被験者にワサビスルフィニル®を7日間摂取してもらい、7日目の摂取最終日にエアロバイクで30分間の運動による運動時の酸化ストレスの状態を計測したところ、毎日ワサビスルフィニル®40mg以上の摂取で酸化ストレスの状態が有意に低下しました。

ワサビスルフィニル® 開発秘話

ヘキサラファンが持つ ユニークで最高の特性

わさびの健康成分であるヘキサラファンを主成分とする「ワサビスルフィニル®」の研究開発が始まったのは、今から20年以上前の2000年頃からです。その頃は、まだわさびの健康効果については、一部の研究でがんを抑える効果があるといった報告くらいで、ほとんど知られていませんでした。ただ、わさびはもともと薬草として使われていたという歴史があります。必ず体にいい何かがあるはずという思いから、研究は始まりました。当時はわさびは薬味としてしか見られておらず、成分に関する研究もごくわずか。それこ

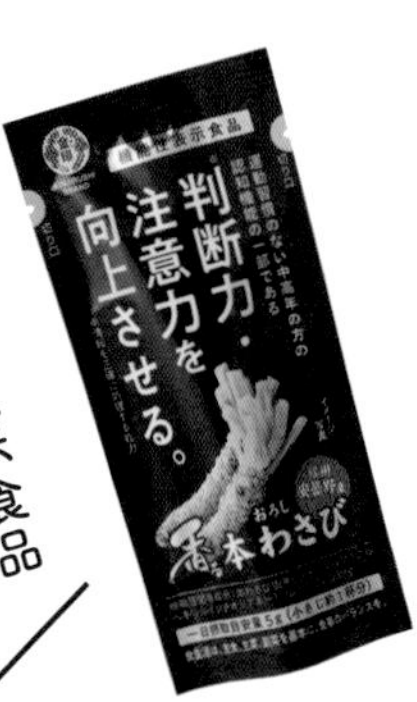

機能性表示食品として製品化！

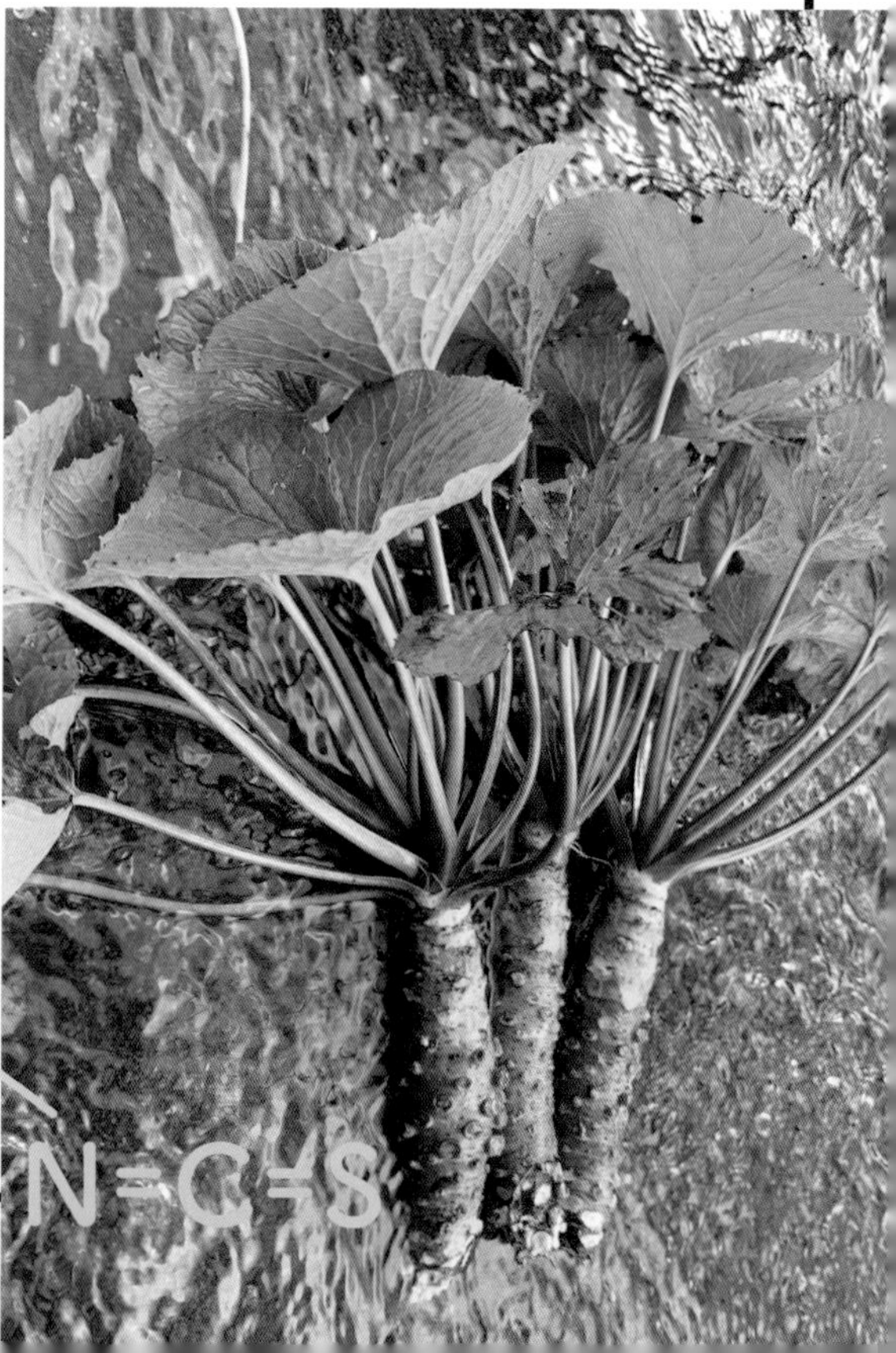

そゼロに近いところからのスタートのため、研究といっても、そんなスマートなものではなく、かなり泥臭いものでした。

　まず、製品化するためには安全性を担保する必要があります。体内に入れても問題ないのか。そこでネックとなるのがわさびの辛味成分でした。辛味を除去するにはどうしたらいいか？　ここで注目したのは酵素

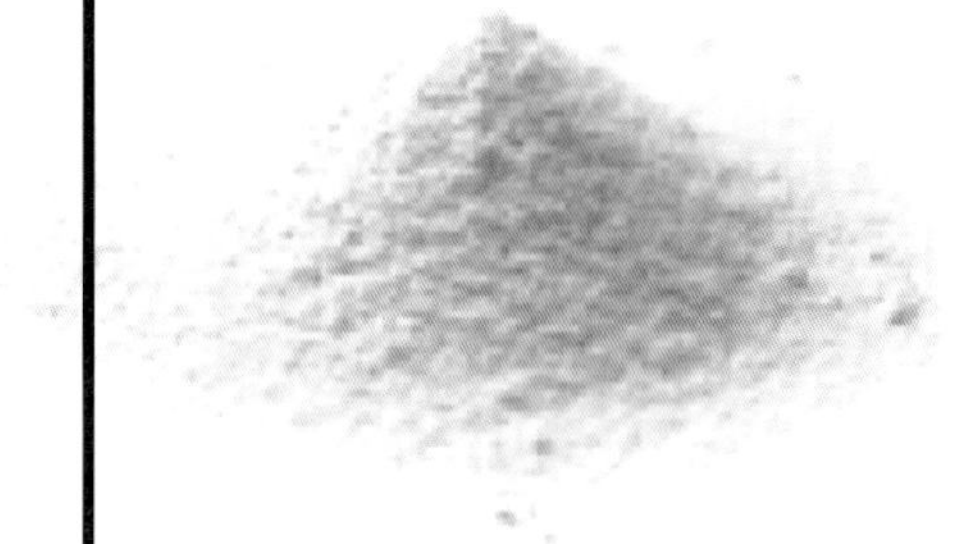

「ワサビスルフィニル®」パウダー

わさびの辛味を除去して有効成分だけを抽出する

反応です。**わさびの辛味はすりおろすことで酵素反応を起こして生成します。**それなら、酵素を殺してしまえばいいだろうと、熱処理をしてから粉末にし、大量に食べてみたのです。食べる時にはまったく辛さも感じず、問題ないと思われたのですが、その日から3日間、下痢の症状が現れました。辛味成分が体内で発生してしまったのです。

　やはり辛味成分自体を除去する必要があるという結論に至りましたが、抽出したい成分と辛味成分は似た物質で、その分子量はほとんど違わない。つまり物理的に分けるのは難しいのです。しかし、意外とシンプルな解決策がそこにはありました。辛味成分は揮発性で、抽出したい成分は非揮発性という事実。**すりおろしたわさびから辛味成分だけ飛ばしてしまう。**残ったものを粉末化、精製してできあがったのが**ヘキサラファンを主成分とするワサビスルフィニル®です。**

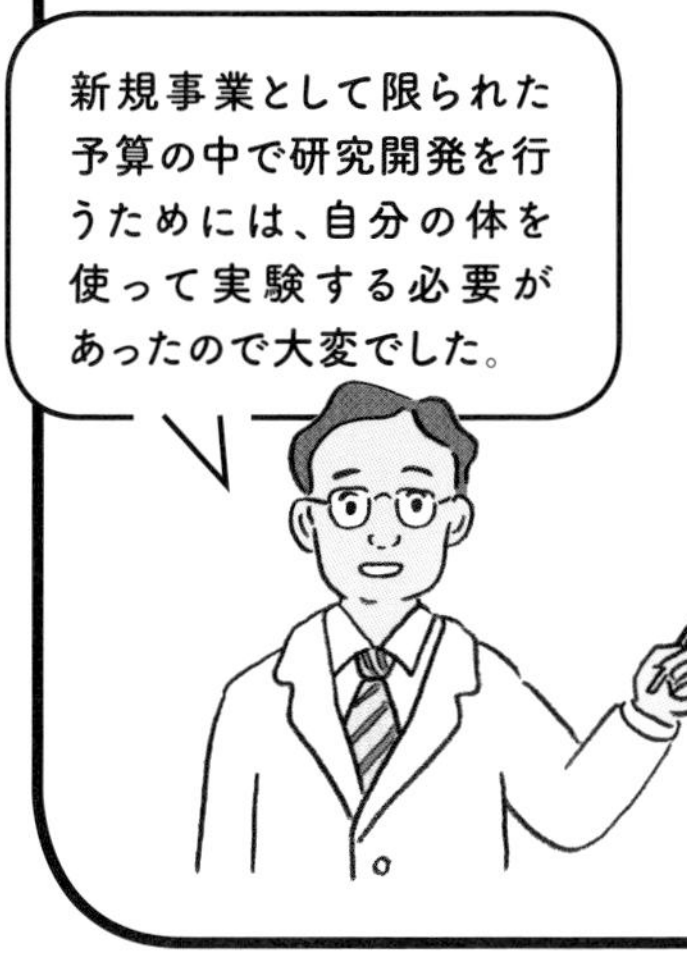
新規事業として限られた予算の中で研究開発を行うためには、自分の体を使って実験する必要があったので大変でした。

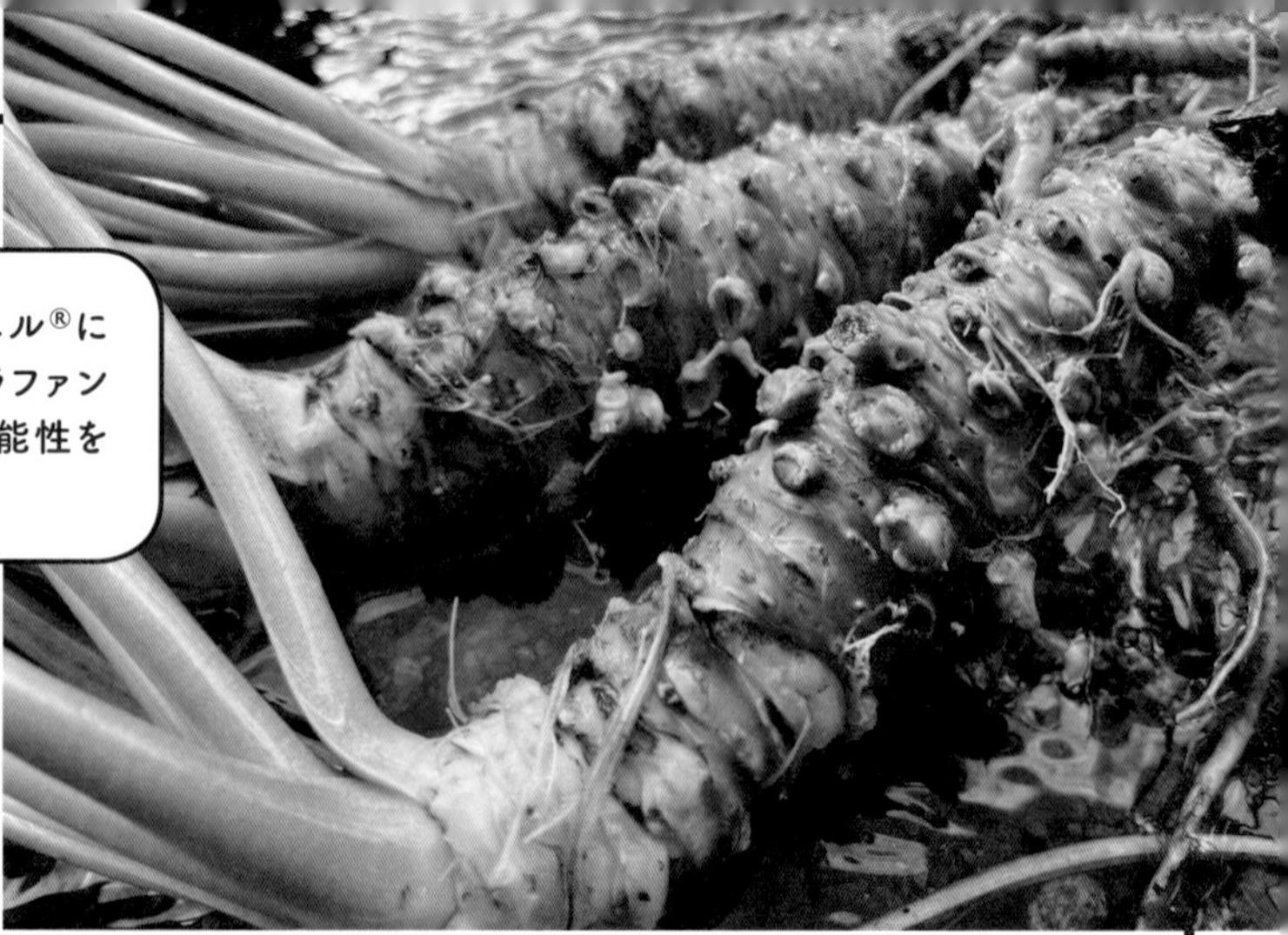

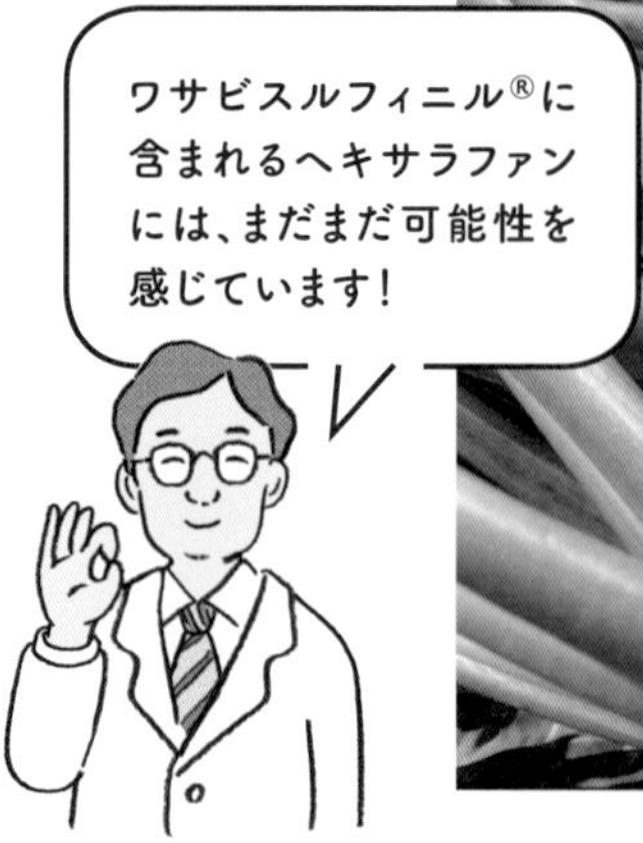
ワサビスルフィニル®に含まれるヘキサラファンには、まだまだ可能性を感じています！

わさびのヘキサラファンは細胞を元気にしてくれる！

ただ、問題はまだあります。体に吸収されなければ、まったく意味がありません。そこで取った方法は、自分でワサビスルフィニル®を摂取して、血液を採取するというものでした。当時の分析技術は今ほど精度の高いものではなかったので、大量の血液が必要でした。クリニックで血を抜いてもらうのですが、医師から「これ以上の血は危ないから抜けないよ」と言われたこともあります。無事、血中に有効成分を確認できたことで、ようやく機能性の研究に進むことができました。

そこからは面白いほど、様々な機能性を確認することができました。たしかに、わさびには体にいい何かがあるはずだという信念を持ってスタートした研究でしたが、ここまで多様な機能性を持つことに、正直驚いています。ヘキサラファンがNrf2を活性化させるというユニークな特性。これこそが多様な機能性を持つ理由だと考えています。Nrf2とは様々な細胞に保存されているもので、生体の維持に必要不可欠な存在です。細胞レベルで元気にするということだから、脳にもいいし、体にもいい。そう考えると、ミラクルな機能性も、むしろ自然なことなのかもしれないと思っています。

Part2

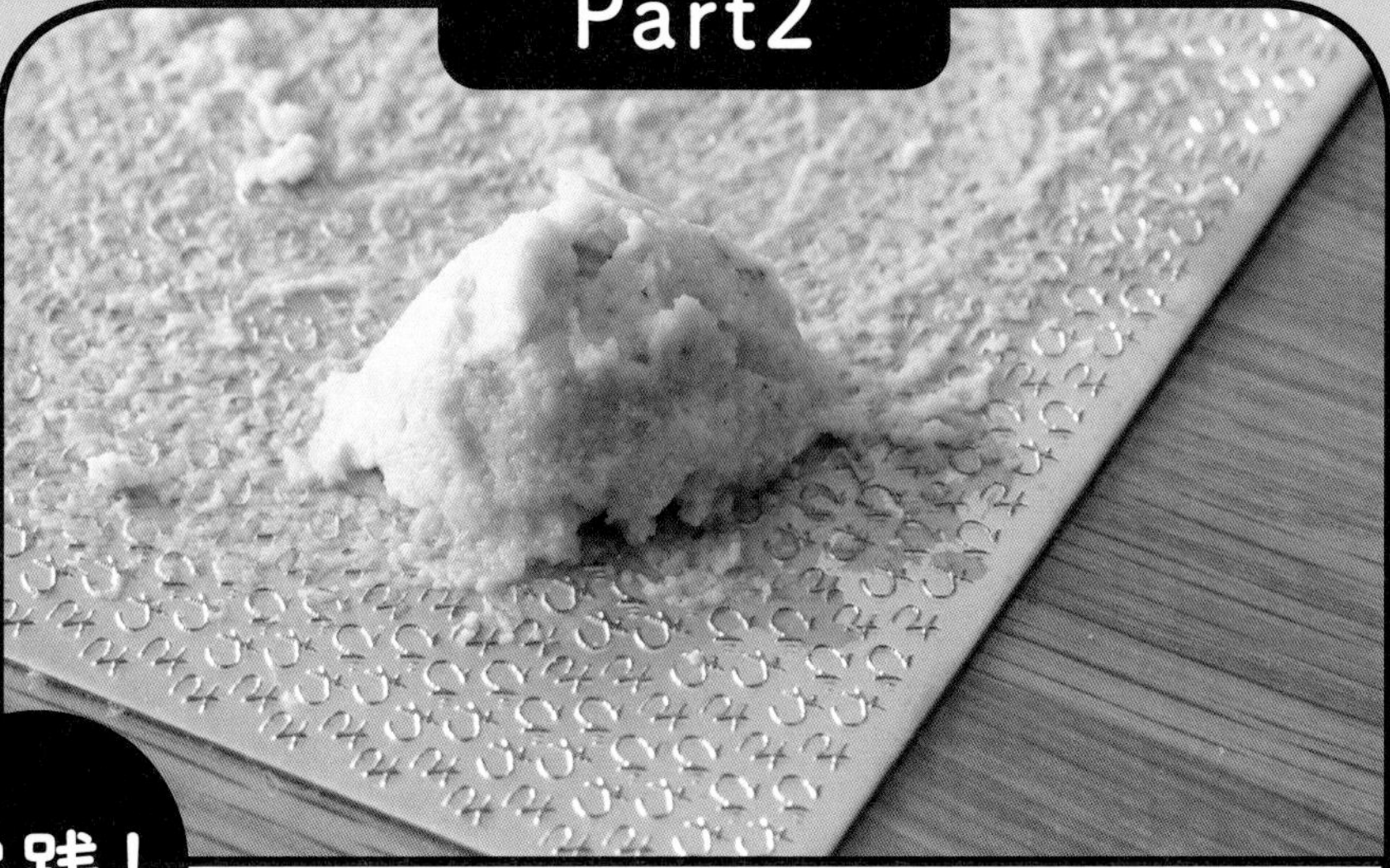

実践！

「わさ活」を始めよう！

脳の健康のためには毎日の本わさび摂取が効果的。
ということで、ここではそんな「わさ活」を楽しむための
選りすぐりのアイデアをたっぷり紹介します。

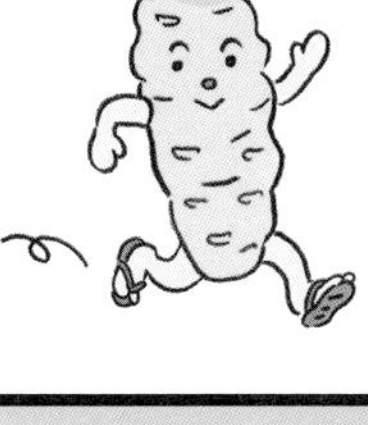

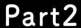

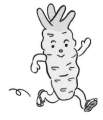

本わさびは料理との
相性も良くて、
使い方も自由自在。
「わさ活」の参考にしてね！

毎日の生活に本わさびを取り入れる！

小さじ1杯の本わさびを毎日食べるだけの健康法

Part1では、本わさびの健康面について見てきました。ここで今一度おさらいしておきたいのは、本わさびの健康成分であるヘキサラファンの効果が持続する目安は24時間だということ。そして、適切なヘキサラファンの量を摂取するのに、本わさびであれば5g(小さじ1杯)が目安ということ。

毎日の「わさ活」は、この二つを意識することがポイントです。何も難しいことはありません。毎日小さじ1杯分の本わさびを食べればOKというのが本書で推奨する「わさ活」です。「わさ活」のいいところは、これまでの生活を大きく変えることなく、たった小さじ1杯の本わさびを一日の生活に取り入れることで、脳の健康、ひいては体の健康を手に入れられるということにあります。

わさびは日本人にとって、馴染みのある食材で、しかも香辛料です。これが、「わさ活」をおすすめする大きな理由でもあります。他の食材であれば、一日にこれだけとりましょうと言っても、なかなかその分量まで到達するには大変で、いろいろと工夫する必要があります。でも、わさびであれば、香辛料なので、あらゆる料理との相性もいい。毎日の料理にもっとも取り入れやすい健康食材と言っていいでしょう。

「わさ活」のおすすめ度

生本わさび	◎
冷凍わさび商品	◎
冷蔵わさび商品	○
常温チューブわさび	×

朝わさびは定番朝食メニューで「わさ活」スタート！

納豆

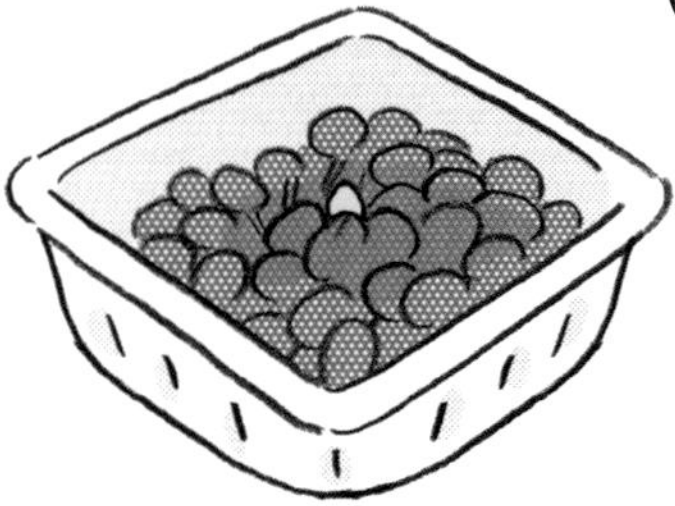

同じく健康食材の納豆との組み合わせは断然おすすめ！

本わさびを朝食に取り入れるなら、おすすめは納豆。納豆といえば辛子がつきものですが、その辛子の代わりにわさびを使うだけです。辛子のようなピリッとした辛味がアクセントになるだけでなく、わさびの風味が納豆の味わいを引き上げてくれます。

チーズトースト

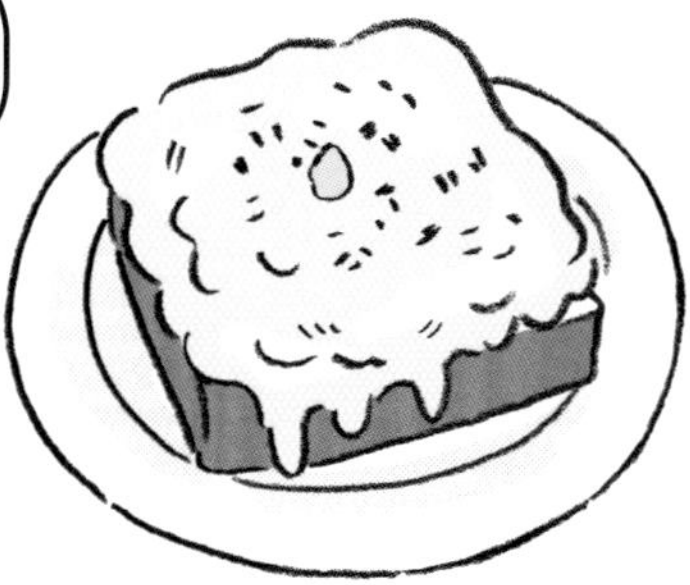

チーズのコクとわさびの辛味が抜群の相性です！

朝はトースト派という人には、チーズトーストに本わさびを添えて食べるのがおすすめ。一見、洋のチーズ、パンと和のわさびの組み合わせにピンとこない人もいるかもしれませんが、濃厚なチーズのまろやかさとわさびの相性は◎。ぜひ、一度お試しあれ！

卵かけご飯

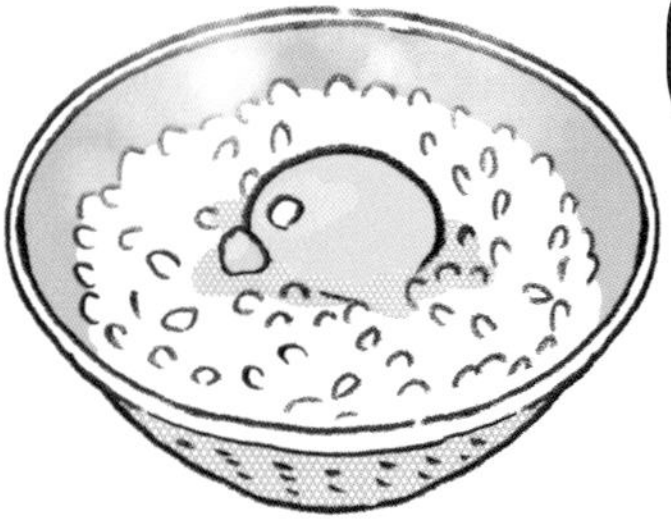

定番の卵かけご飯を本わさびでアップデート！

朝食の定番、卵かけご飯。こちらも本わさびを合わせて食べたいメニューです。かけ混ぜる醤油をわさび醤油にすることで、いつもの卵かけご飯がまったくの別物に変身！ 一口目から最後まで飽きることなく一気に食べてしまえる美味しさです。

昼わさびは定番の麺類メニューで「わさ活」する

昼の定番メニューといえばパスタ。醤油ベースの和風パスタに、本わさびを添えて食べるのが美味しいのは何となく想像できるでしょう。ただ、それだけではありません。わさびは乳製品との相性がいいので、クリーム系のパスタに合わせても絶品なんです。

本わさびを合わせるなら和風パスタやクリームパスタ

和風パスタ

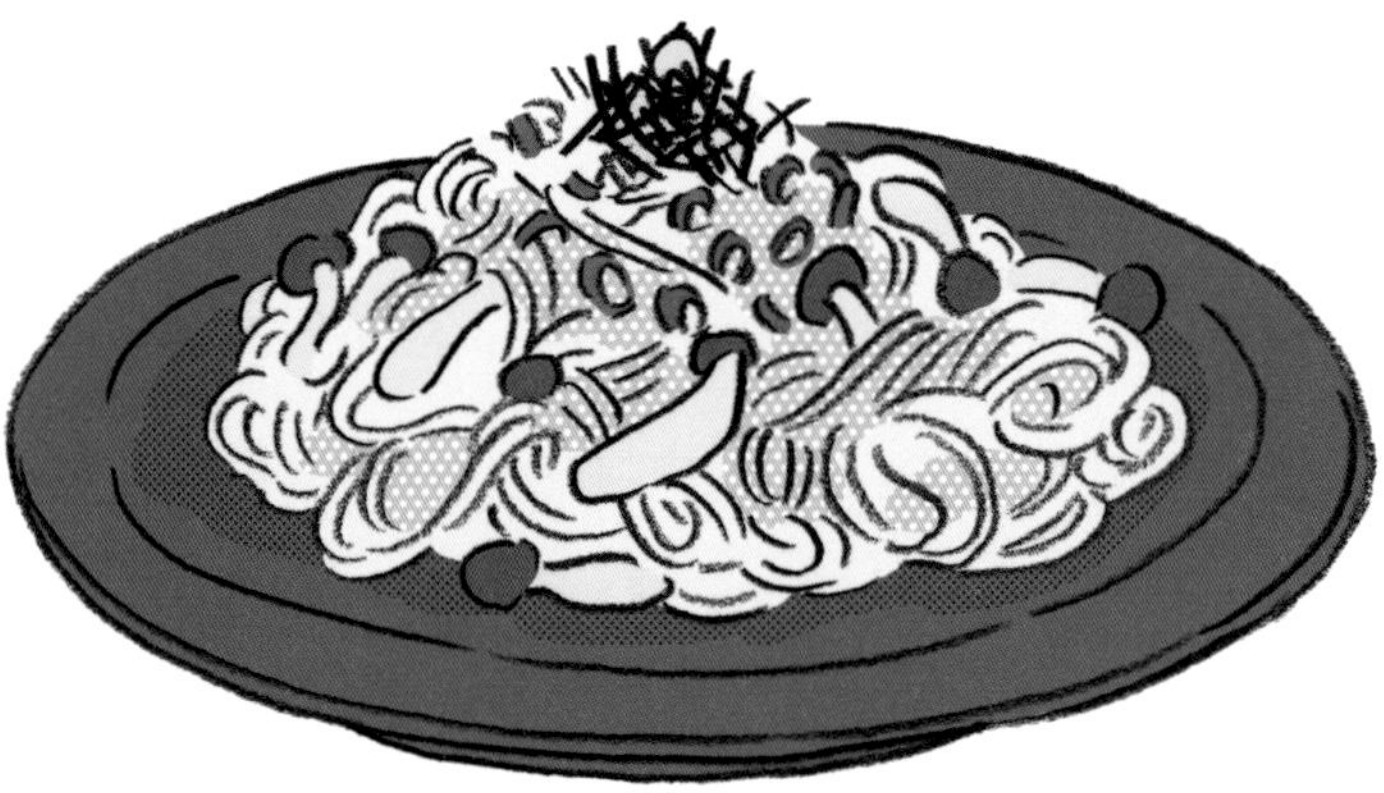

釜玉うどん

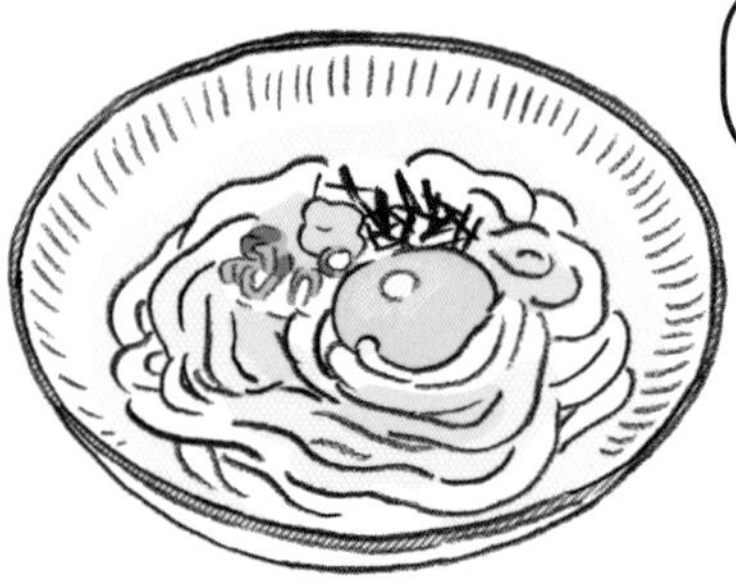

釜玉うどんの薬味は生姜ではなくわさびで

讃岐うどんの定番である釜玉うどん。茹で上げた麺に絡む生たまごとだし醤油の味わいが魅力です。釜玉うどんの薬味としては生姜が定番ですが、本わさびもそれに負けない味わいになります。また、わさびに加えてバターをプラスするとさらに美味しさもUP。

夜わさびは魚のDHAで「わさ活」をパワーアップ

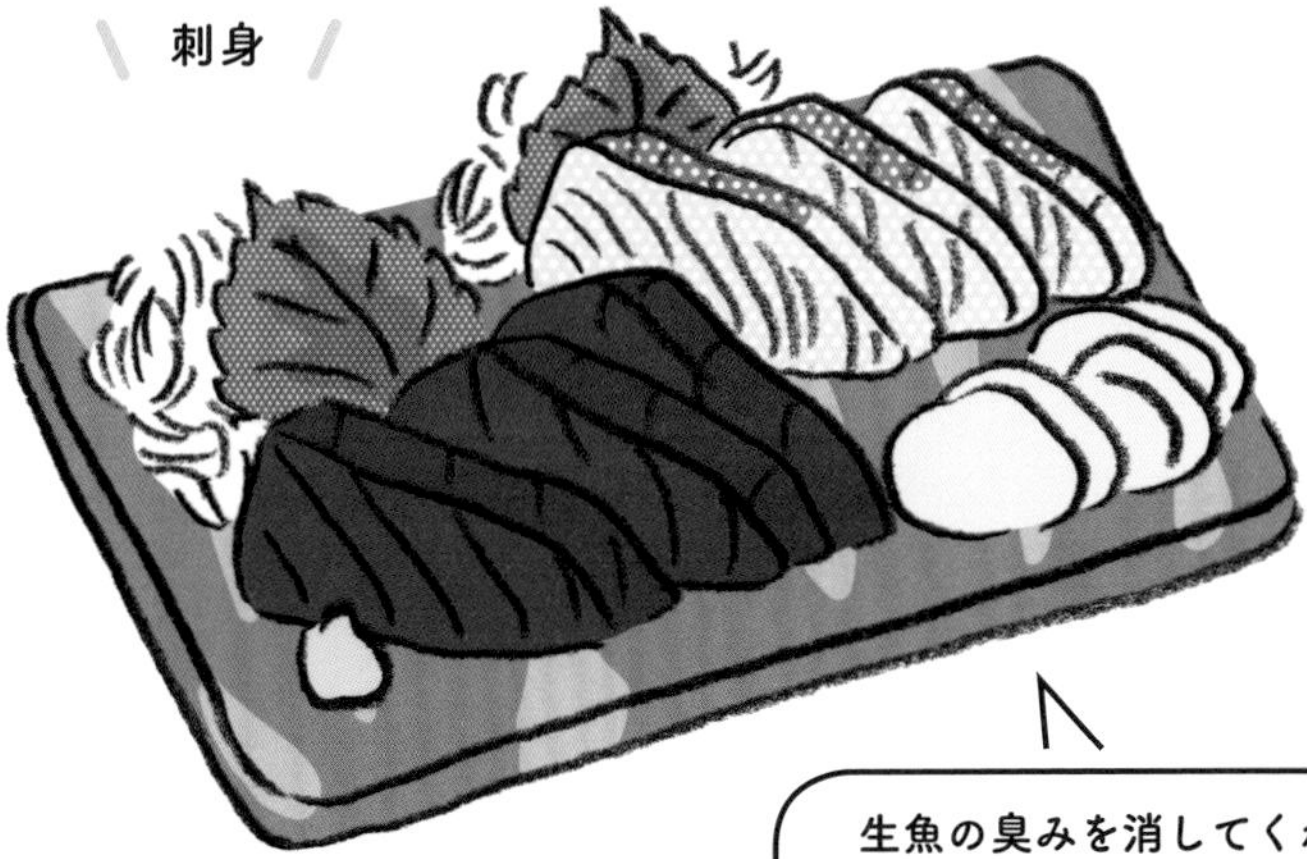
刺身
生魚の臭みを消してくれる
本わさびは刺身に欠かせない

昔からお寿司や刺身といった生魚にわさびが使われるのは、わさびが持つ抗菌作用によるものですが、わさびには生魚の臭みを消してくれる効果もあります。刺身における正しい本わさびの使い方としては、醤油にわさびを溶かさず、刺身にのせてから醤油につけて食べます。もちろん、お寿司でも同様の効果あり！

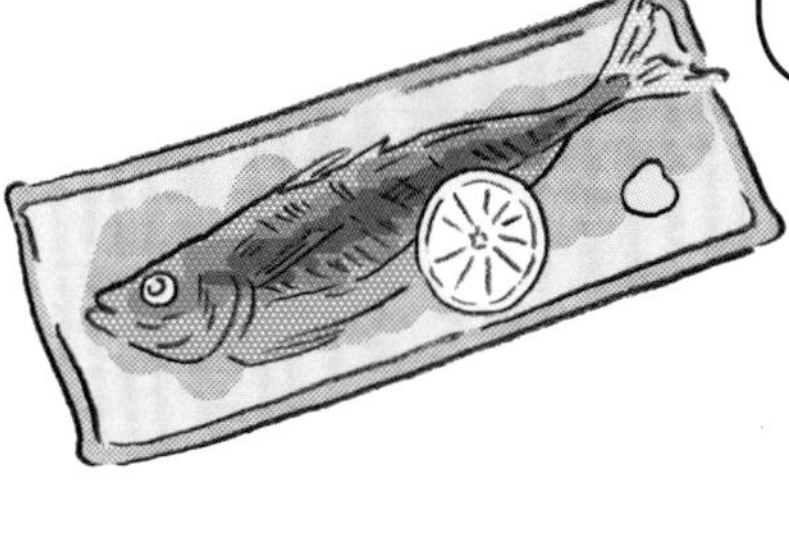
焼き魚
生魚だけでなく油ののった
焼き魚には本わさびが◎！

生魚にはわさびというイメージがありますが、焼き魚についてはあまりわさびのイメージはないかもしれません。ですが、ホッケのように脂ののった焼き魚に本わさびを合わせるのも最高です。ぜひ、試しにいつもの大根おろしの代わりに本わさびを添えてみてください。

○○をわさびに替えるだけで絶品料理10選！

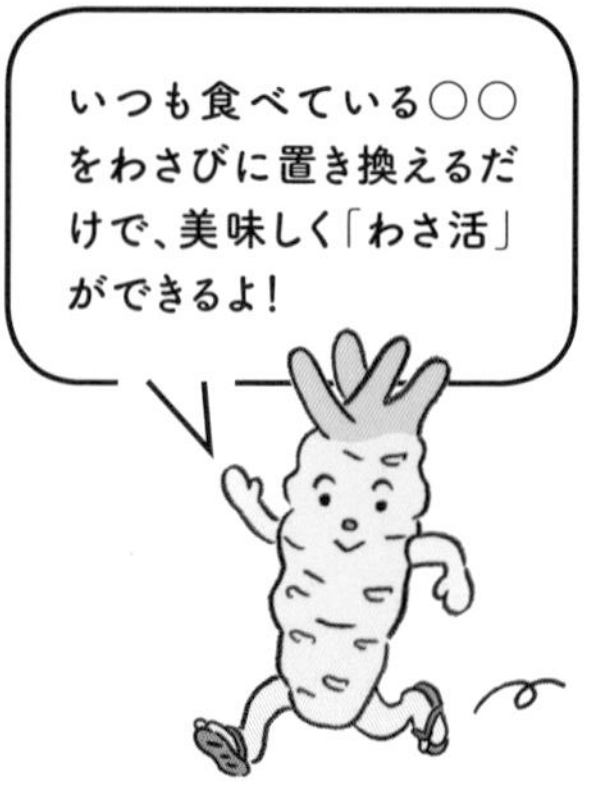
いつも食べている○○をわさびに置き換えるだけで、美味しく「わさ活」ができるよ！

引き続き、「わさ活」を行うにあたり、本わさびを食べるチャンスを広げるためにも、わさびの活用アイデアを紹介します。ここではわさびが香辛料だということを活かしたアイデア10選です。

わさび以外にも、私たちの身の回りには香辛料が数多く存在します。辛子、七味、山椒などなど。じつは数ある香辛料の中でも、食材との相性の良さという点で、わさびは群を抜いた存在です。試しに普段辛子を使っているメニューをわさびに置き換えてみてください。きっと美味しく食べられるはずです。というのも、辛子とわさびの辛味成分は、どちらもアリルイソチオシアネートという同じものなので、辛子をわさびに置き換えても違和感が少ないというわけです。ではその逆、わさびの代わりに辛子ではどうでしょう。やや違和感を感じてしまうのではないでしょうか。それは、わさびの美味しさが単に辛味だけでなく、独特の風味にもあるからです。

せっかくの「わさ活」ですから、本わさびの魅力をたっぷり楽しめるメニューにこだわりたい。ということで、わさびに置き換えるだけの価値があるメニューを10品、厳選したので、さっそく紹介しましょう。

香辛料としての本わさびの実力を存分に味わう！

肉料理はタレ・ソースをわさびに替えて絶品！

焼き肉とわさびの相性も抜群です。焼き肉のタレの代わりにわさび醤油を使えば、さっぱりとした大人の焼き肉になります。ちなみに、わさびは肉の脂で辛味がだいぶまろやかになるので、たっぷりめに使うのが◎。同じように、ステーキにわさび醤油もおすすめです。

大人の焼き肉はタレの代わりにわさび醤油で

焼き肉

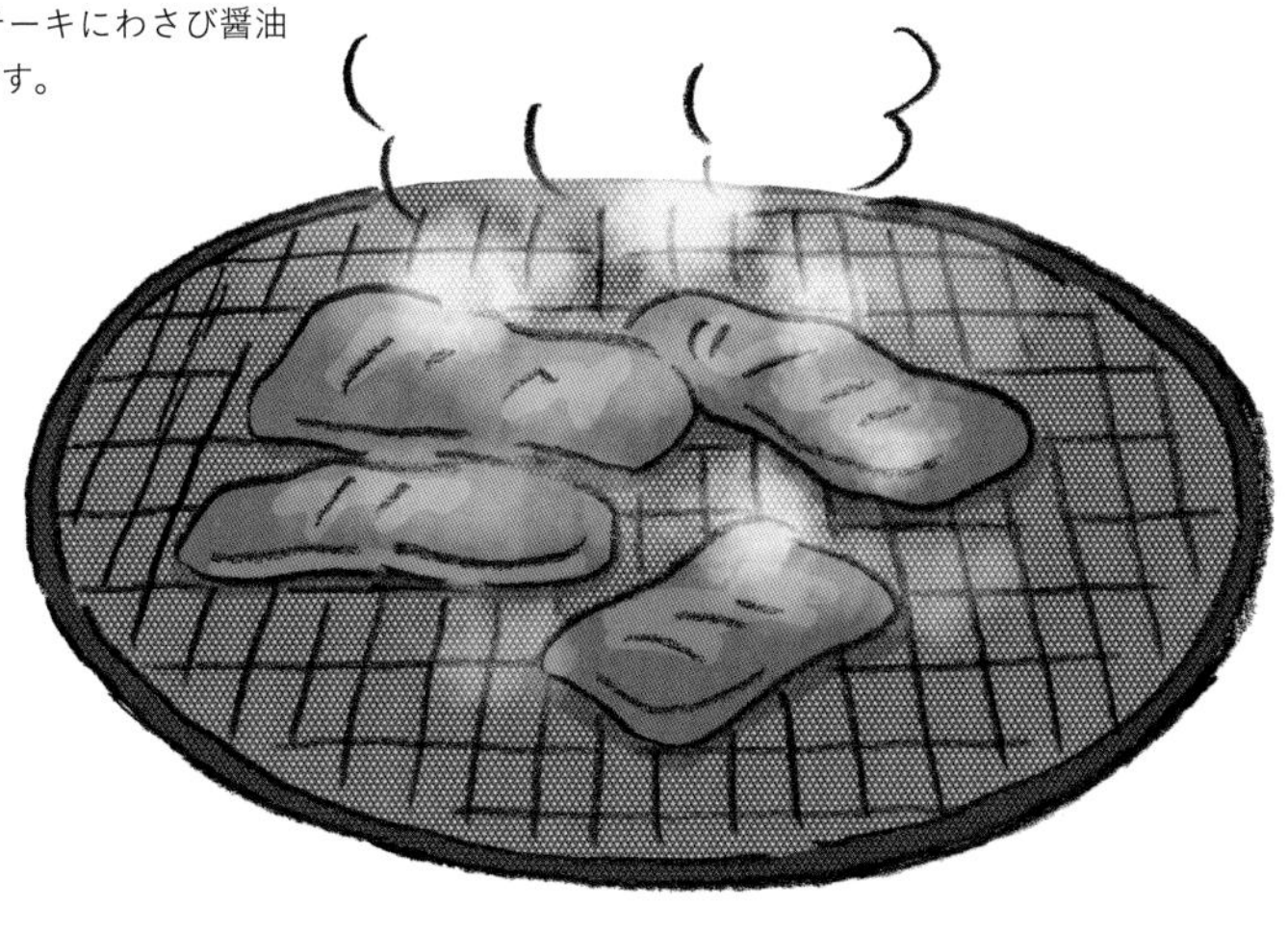

しゃぶしゃぶ

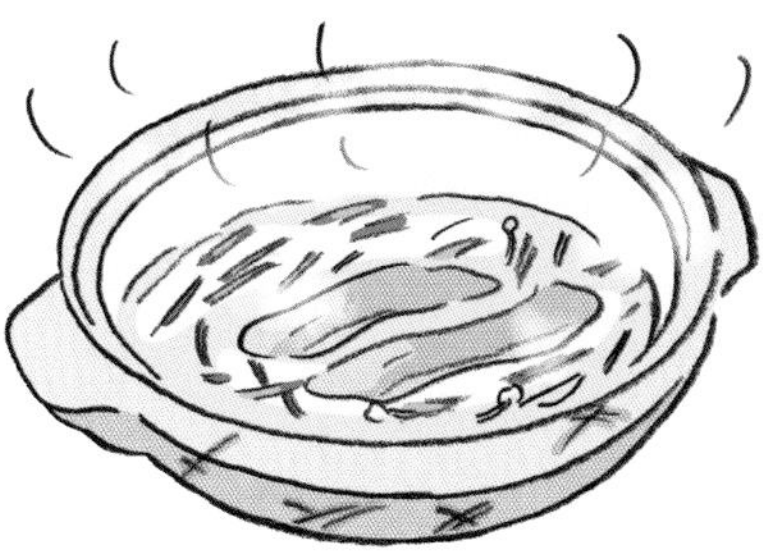

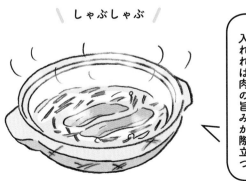

ごまダレに本わさびを入れれば肉の旨みが際立つ

牛肉とわさびが合うなら、豚肉ももちろん合います。豚肉の定番メニューであるしゃぶしゃぶは、ごまダレに入れる唐辛子やラー油の代わりに本わさびを入れます。ピリッとした辛味がアクセントになるとともに、脂ののった豚肉を引き立たせてくれるのでおすすめです。

辛子をわさびに
替えるのも全然あり！

冷やし中華に辛子を使う人は多いでしょう。もちろん、こちらも本わさびに置き換えができます。食欲が落ちてくる夏こそ、食欲増進作用があるわさびの出番。夏の定番メニューの冷やし中華に本わさびを使うのは、美味しさだけではないメリットがあるのです。

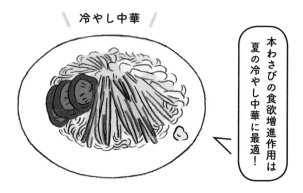

冷やし中華
本わさびの食欲増進作用は夏の冷やし中華に最適！

焼売には辛子をつけて食べるのが当たり前。でも、その辛子を本わさびに替えてみてください。ツンとくる辛さだけでなく、わさびの風味も加わって美味しさが UP します。醤油でもポン酢でもどちらでも OK。焼売とわさびの組み合わせ、ぜひ試してみてください。

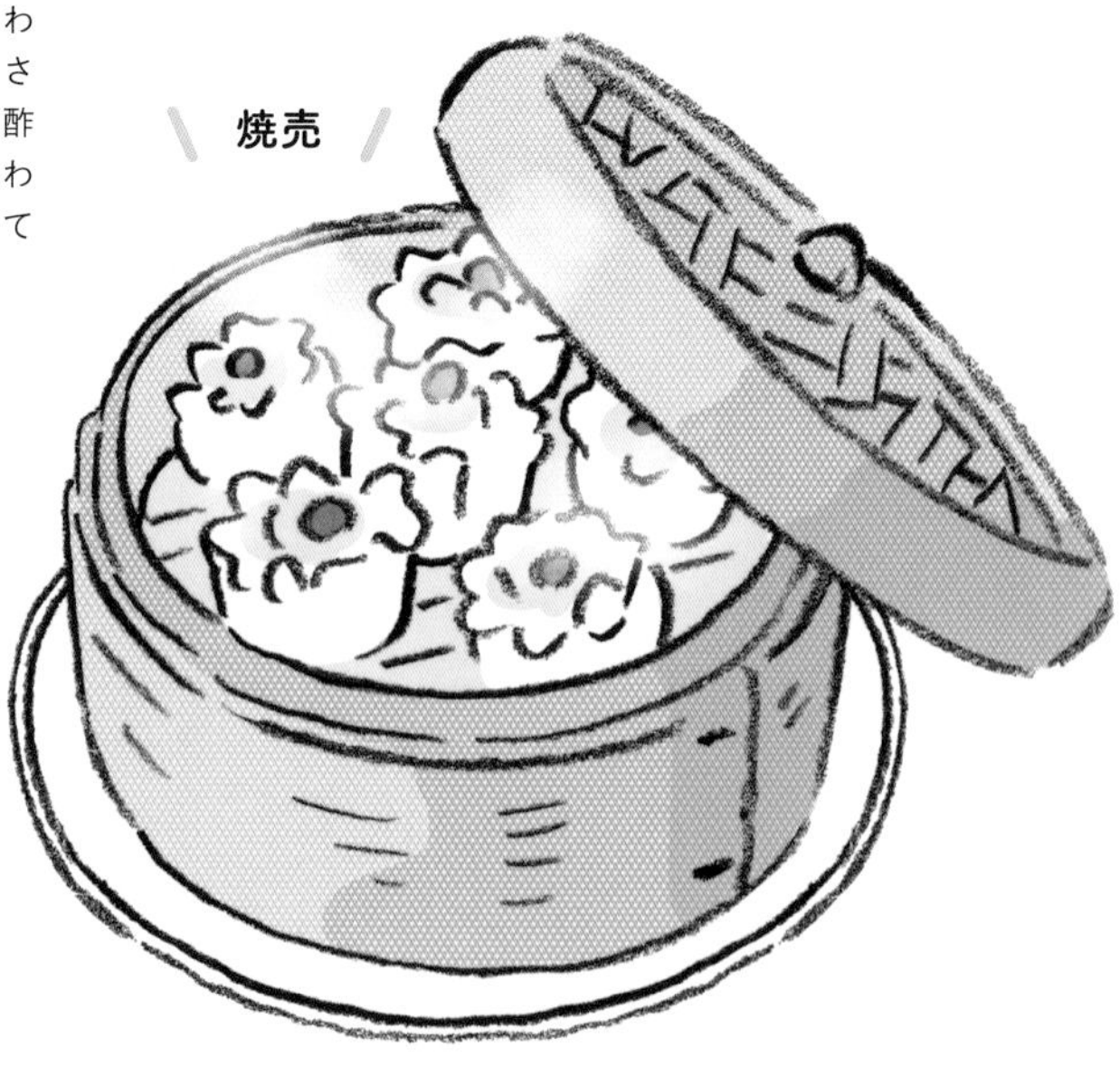

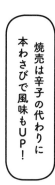

焼売
焼売は辛子の代わりに本わさびで風味もUP！

新しい美味しさと出会う組み合わせ

ピザにピリリとした辛味を加えるならタバスコが定番ですが、ピザと本わさびの相性もバツグン。というのも、ピザに使われるチーズとわさびのそもそもの相性が良いので、当然と言えば当然。和洋の枠におさまらない、わさびの魅力をぜひ、堪能してください。

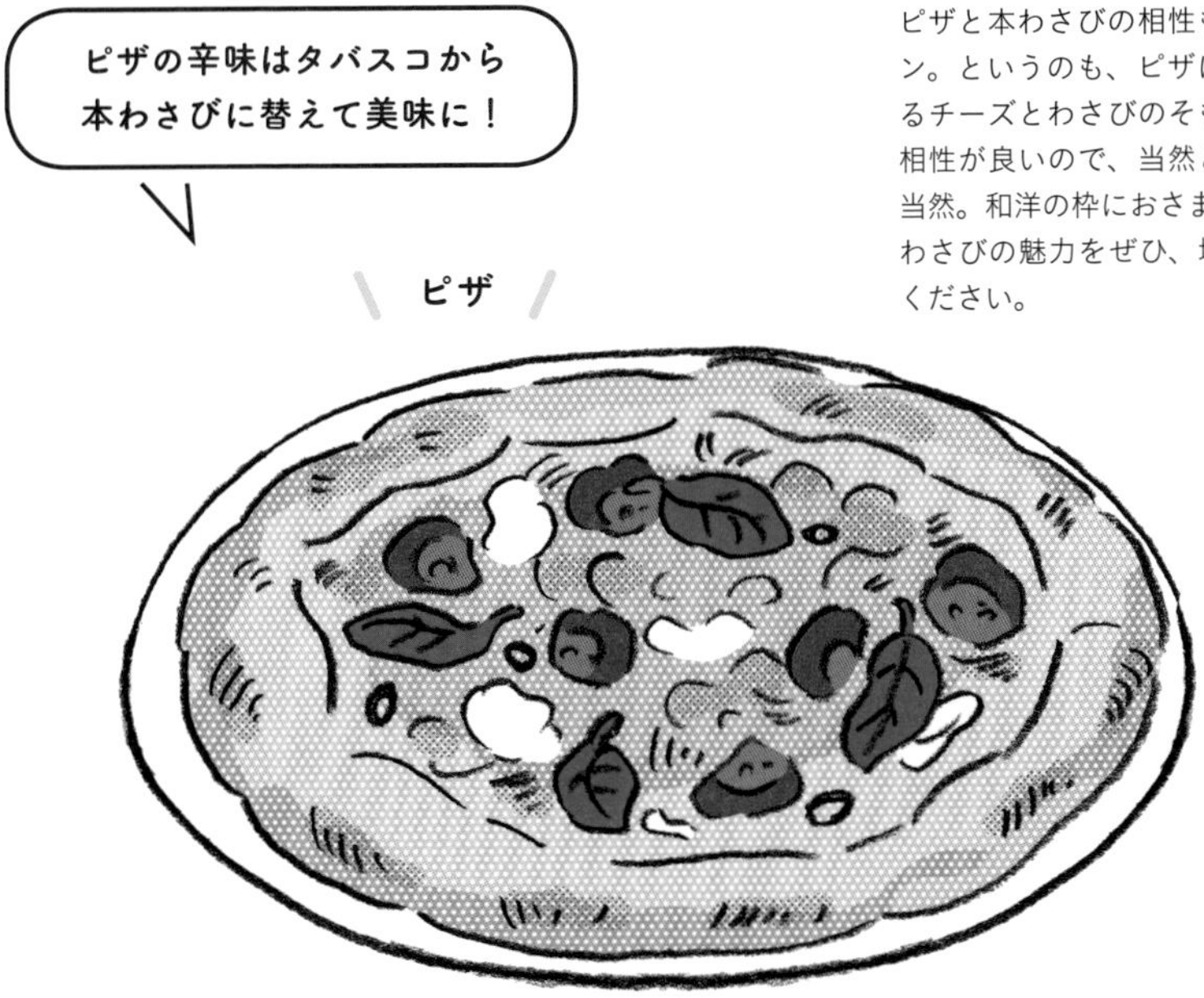
ピザの辛味はタバスコから
本わさびに替えて美味に！
ピザ

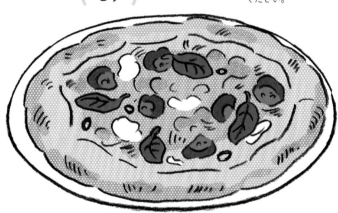

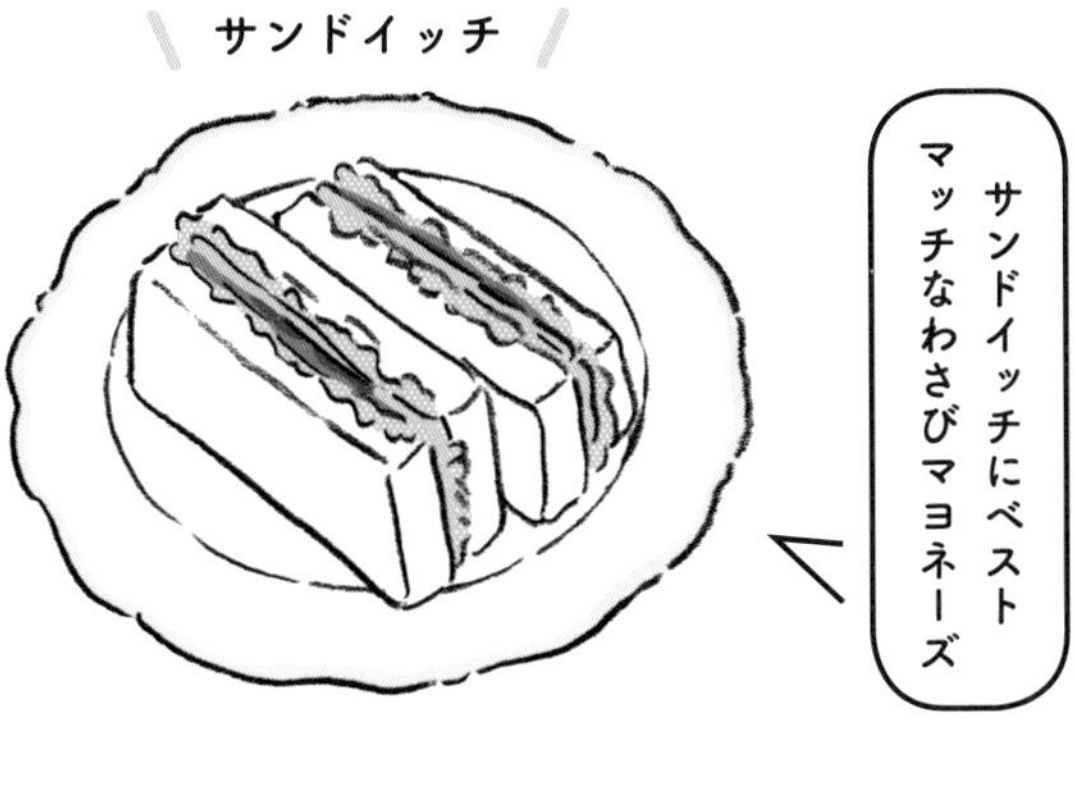
サンドイッチ
サンドイッチにベスト
マッチなわさびマヨネーズ

サンドイッチに使われるマスタードを本わさびに替えると、さっぱりとした味わいで美味しさもUP。マヨネーズと混ぜ合わせたわさびマヨネーズにしてもいいでしょう。ハム、チーズ、たまご、ツナなど、どんな具材とも相性がいいので、ぜひ一度試してみてください。

山椒・七味をわさびに替えて大人の味に！

鰻の蒲焼きには山椒がつきものですが、その代わりに本わさびを使うことで、鰻の旨みをより際立たせてくれるのでおすすめ。鰻の脂とわさびがうまく絡み合い、お互いを引き立たせるような味わいは、一度経験すると、もう山椒には戻れないほど。ぜひお試しを。

鰻と本わさびの相性は
これ以上ないほどの組み合わせ

鰻の蒲焼き

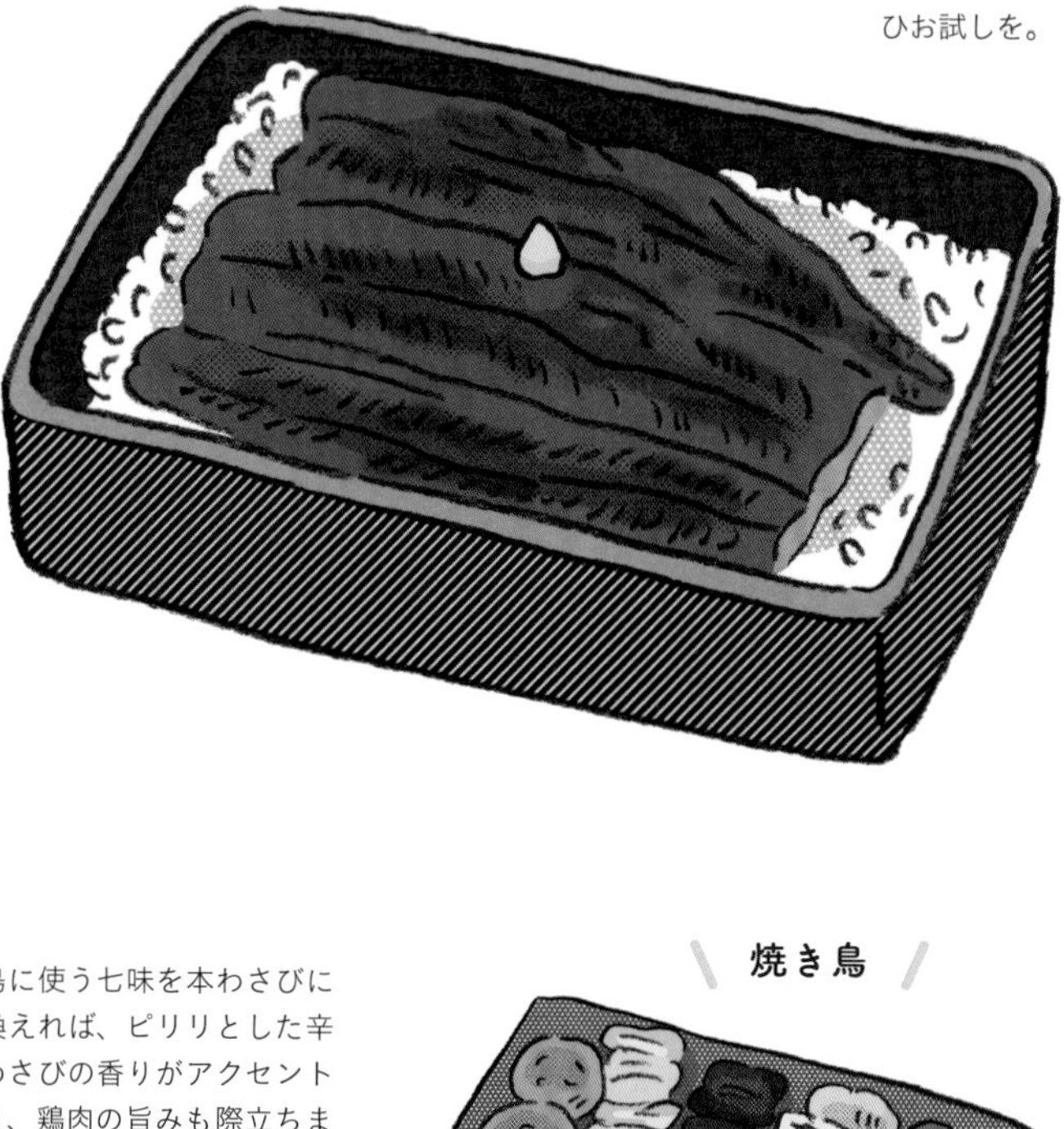

焼き鳥

焼き鳥に使う七味を本わさびに置き換えれば、ピリリとした辛味とわさびの香りがアクセントになり、鶏肉の旨みも際立ちます。タレと塩、どちらの味つけでも美味しくできるところが、わさびの魅力です。焼き鳥の薬味は七味、ゆず胡椒、本わさびと味変を楽しむのがおすすめ。

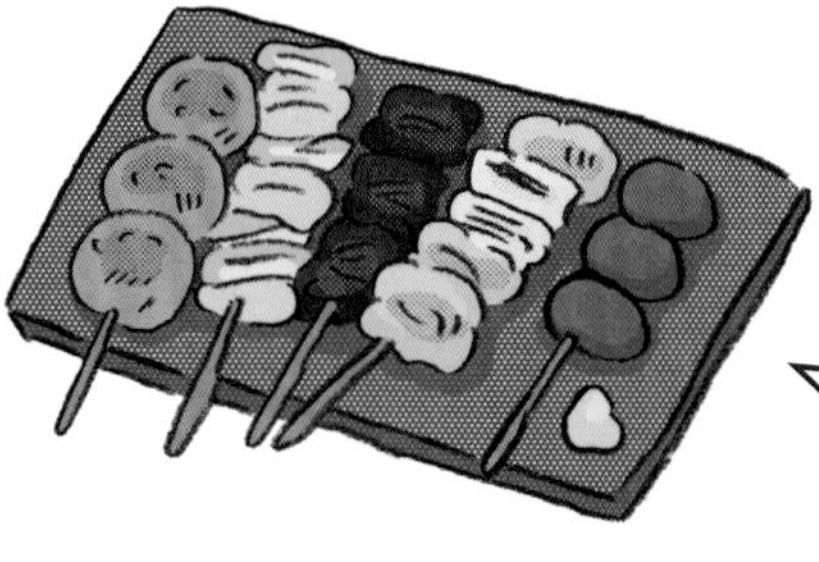

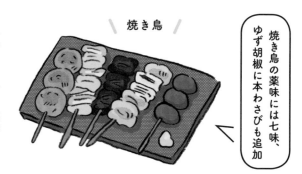

焼き鳥の薬味には七味、ゆず胡椒に本わさびも追加

他にもおすすめの わさびと相性◎なメニュー

かつお節と生姜、醤油で食べる焼き茄子は、生姜の代わりに本わさびを使います。ジューシーな茄子の味わいをわさびの辛味で引き締めるとともに、わさびの香りと風味まで一緒に楽しめる贅沢な一品です。素材を際立たせるわさびならではの味わいを楽しんでください。

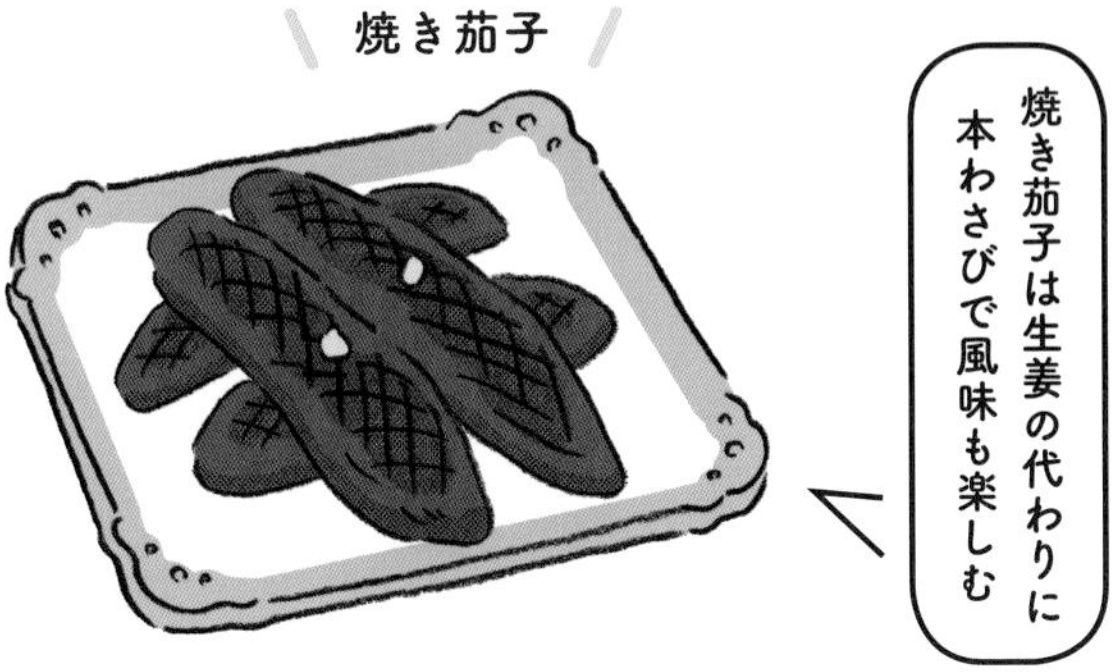
焼き茄子
焼き茄子は生姜の代わりに本わさびで風味も楽しむ

たこ焼きにはソースが定番ですが、こちらも本わさびがいい仕事をしてくれます。また、昆布やかつお節のだし汁をベースにしたつけ汁で食べる明石焼き。本わさびをのせて食べるのもおすすめで、わさびの辛味がアクセントになり、癖になる味わいです。

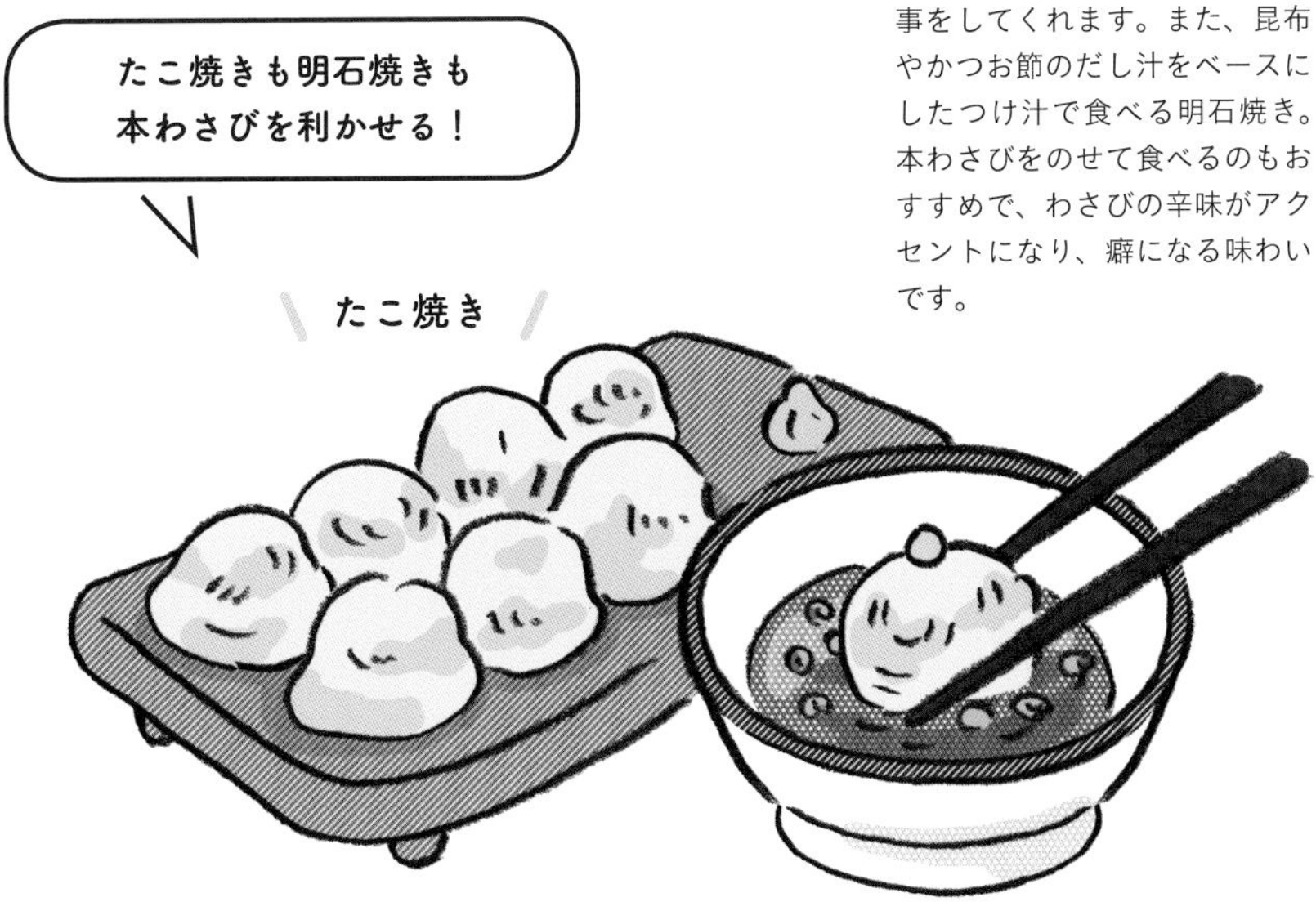
たこ焼きも明石焼きも本わさびを利かせる！
たこ焼き

ちょい足し＆トッピング アイデア 12選！

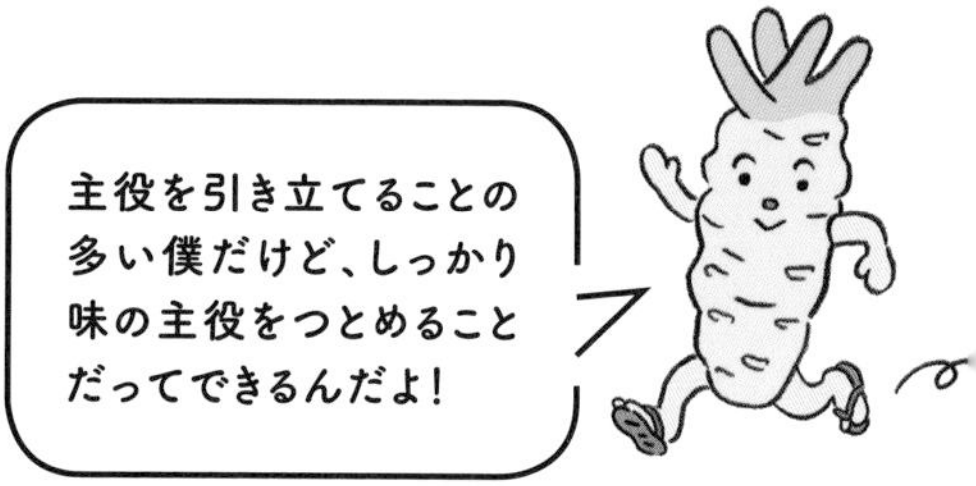
主役を引き立てることの多い僕だけど、しっかり味の主役をつとめることだってできるんだよ！

最後の「わさ活」アイデアは、本わさびのトッピングについてです。要は、本わさびを何かにのせるだけ、あるいは足すだけでOKという、ちょい足しメニュー。

本わさびの魅力は、食材の旨みを引き立てる脇役としてのものだけでなく、本わさびそのものとしても美味しく食べられるところにあります。もし、本わさびを初めて食べるという人がいたら、すりおろした本わさびを指につけてペロッと舐めてみてください。市販の常温チューブわさびでは味わえない美味しさに感動するはずです。ツンとくる辛味だけでなく、香りと奥深い風味。せっかくの本わさびを食べるなら、ぜひ本わさび自体の美味しさを楽しめるようなメニューにも挑戦してください。

そんな本わさびの美味しさを楽しむのに一番のおすすめは「わさび丼」。白飯にたっぷりのかつお節、その上に直前にすりおろした本わさびをのせて、醤油をまわしかけて食べるという超シンプルメニュー。まさに本わさびを主役にした料理で、そのシンプルさゆえ、本わさびの魅力をたっぷり味わえます。

ここでは、わさび丼をはじめ、本わさびの美味しさをとことん味わうための厳選メニューを紹介。気軽に楽しめるのも魅力です。

本わさび自体の奥深い味わいを主役に味わう！

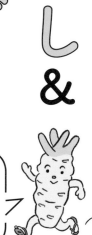

一度は試してほしい シンプル王道トッピング

本わさびの産地として有名な伊豆の名物でもあるわさび丼。シンプルに本わさびの味わいを楽しむなら、ぜひ試してほしいメニューです。炊きたてのご飯に、たっぷりのかつお節をのせ、その上におろしたての本わさびを。最後に醤油をまわしかければ完成です。

本わさびの魅力を味わうなら
わさび丼がベストチョイス

わさび丼

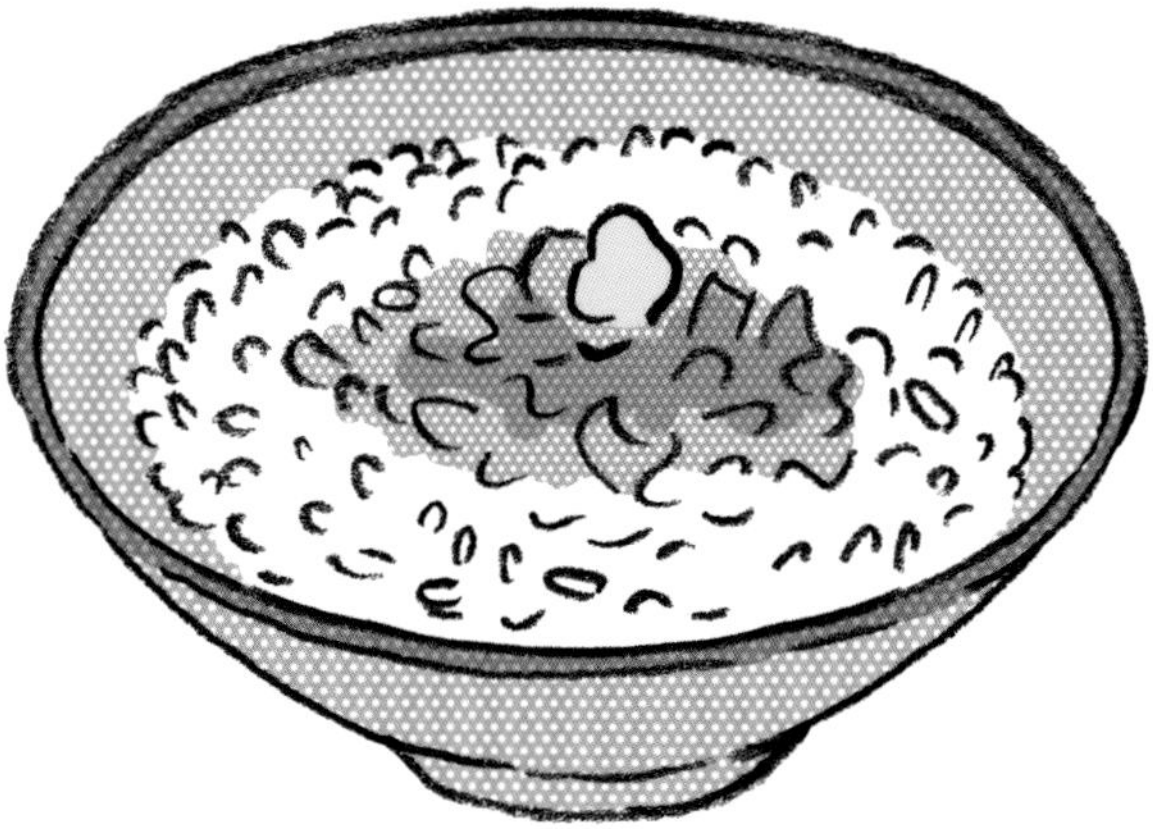

本わさびクラッカーは
おつまみでもパーティーでも

クラッカー

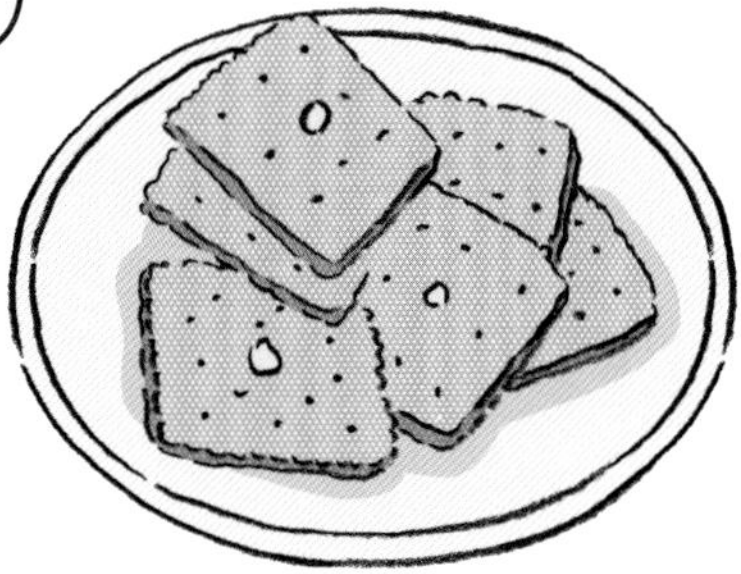

様々な具材をトッピングして楽しめるクラッカー。もちろん、本わさびのトッピングも美味です。おつまみとしても最高の組み合わせで、手軽さも魅力。ちょっとしたパーティーでも活躍してくれます。本わさびだけでもいいですが、チーズと本わさびをのせるのも絶品です！

乳製品との相性バツグン！
わさびのピリッがアクセント

バニラアイス

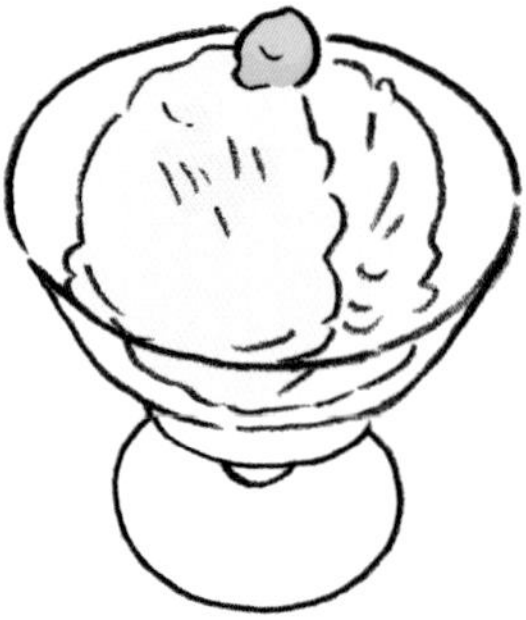

コク深いバニラの甘味と
わさびの辛味が最高にマッチ

静岡などのご当地グルメとしても人気のわさびアイスやわさびソフト。意外な組み合わせですが、食べてみると納得の味。コクのあるバニラの甘味に、本わさびの辛味と風味が加わって、なんとも大人の味わいになります。自宅でも簡単に楽しめるので、ぜひ試してください。

クリームチーズ

お酒にぴったりな本わさびと
クリームチーズの組み合わせ！

クリームチーズに本わさびをトッピング。試したことのない人はぜひ一度味わっていただきたいメニューで、乳製品と本わさびの相性の良さを再確認できます。お好みで塩を振ってもいいですし、細かく刻んだいぶりがっこをプラスしても最高。おつまみとしてどうぞ！

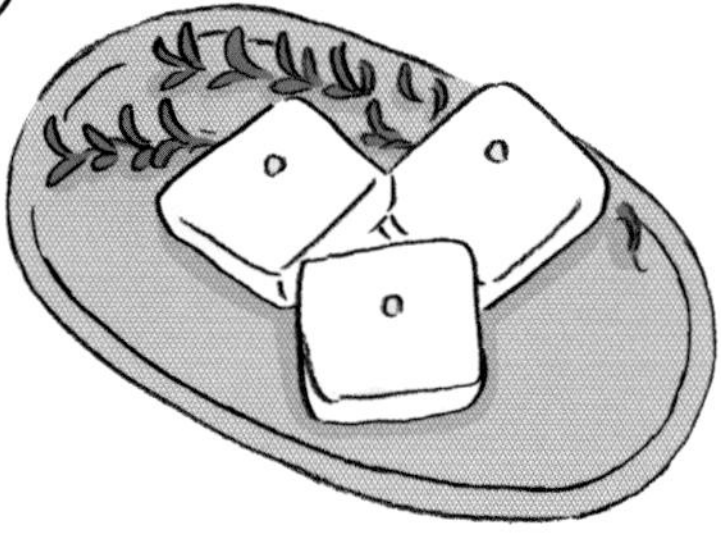

クリームシチュー

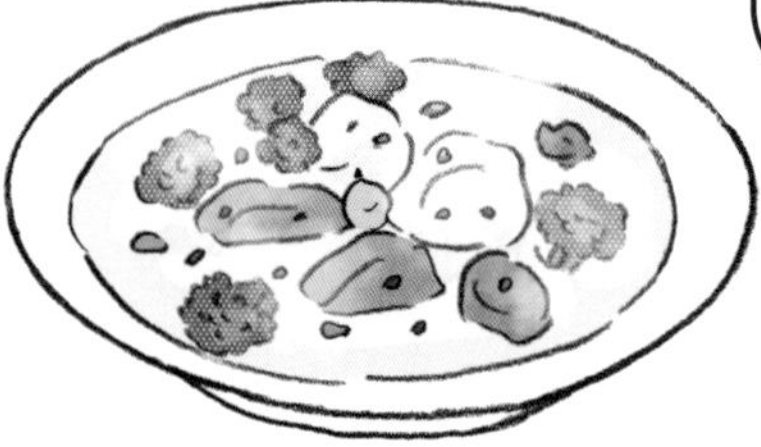

クリームシチューの
コクを際立たせる本わさび

乳製品とわさびの相性がいいなら、クリームシチューでも美味しくなるの？ はい、美味しくなります。まろやかな味わいのシチューに本わさびを加えることで、わさびの辛味と風味がアクセントになるだけでなく、シチューのコクをさらに引き立ててくれます。

わさびのちょい足しでサラダをご馳走に変える！

ポテトサラダに本わさびを添えるだけで、絶品おつまみメニューのできあがり！ いつものポテトサラダが本わさびをトッピングすることで、その表情がガラリと変わります。本わさびのピリッとした辛味と風味が加わることで、ついついビールが進んでしまう味わいに。また、ツナサラダも同様にわさびとの相性が良いのでおすすめです。

ビールとの相性バッチリな本わさびポテサラ！

ポテトサラダ

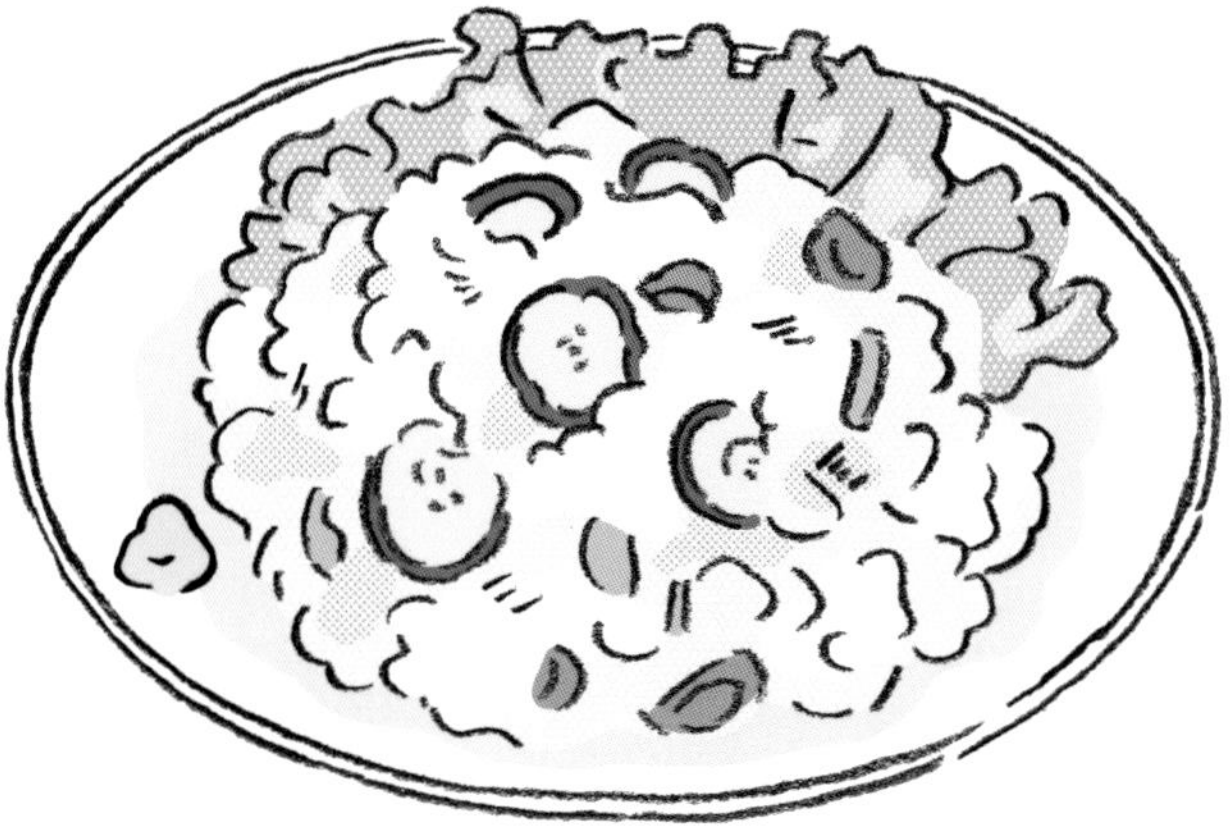

ごまドレッシング

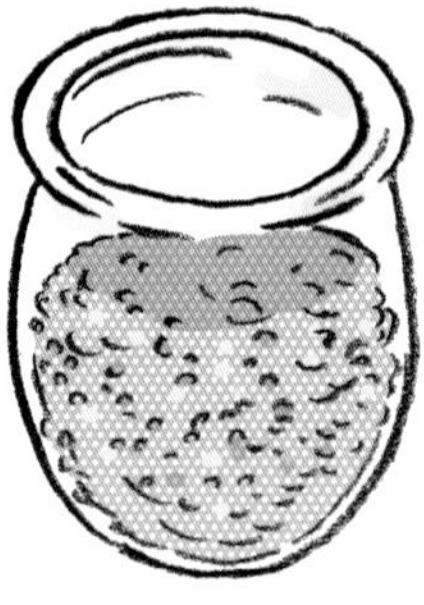

ごまドレッシングに本わさびをちょい足しでサラダを格上げ

サラダに使うごまドレッシング。これに本わさびを混ぜることで、辛味と風味がプラスされ、サラダの味わいを引き立ててくれます。これでもわかるように、わさびはまろやかな味わいのものとの相性が良く、まろやかさの中にピリッとした辛味が絶好のアクセントになります。

豆腐料理はわさびのトッピングで美味しく！

揚げ出し豆腐

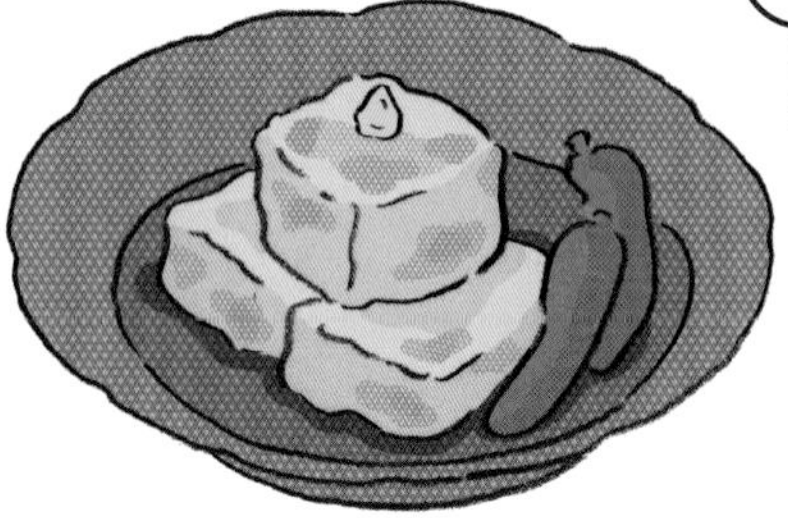

本わさびでいただく揚げ出し豆腐はクセになる味わい

乳製品とわさびの相性の良さ以外にも、紹介しておきたいのが豆腐との相性。まずは揚げ出し豆腐から。外はカリッと中はフワフワの揚げ出し豆腐の食感に、本わさびの辛味が加わることで、クセになる美味しさに。おかずとしてもおつまみとしても最高のメニューです。

豆腐ステーキ

わさび醤油でいただく絶品豆腐ステーキ

肉の代わりに豆腐を使うヘルシーメニューの豆腐ステーキ。気分によって使い分けられる多彩なソースも豆腐ステーキの魅力ですが、やはりわさび醤油との相性も最高なので、ぜひ試していただきたい一品です。片栗粉でとろみをつけてあんかけ風にするのもおすすめです。

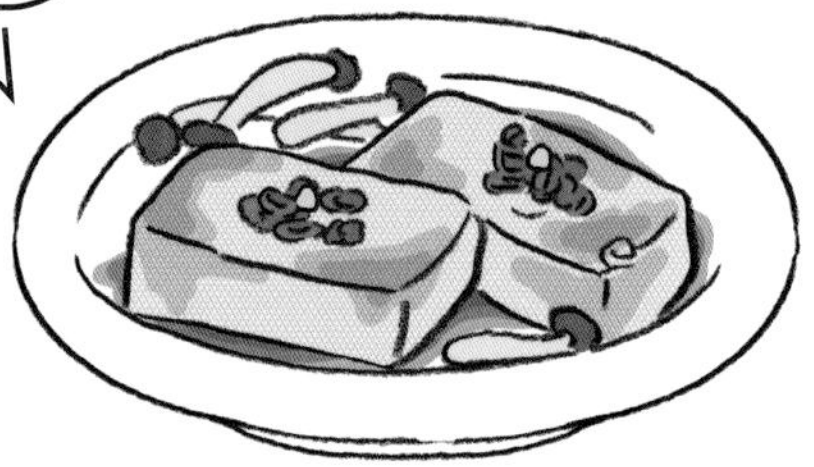

冷や奴

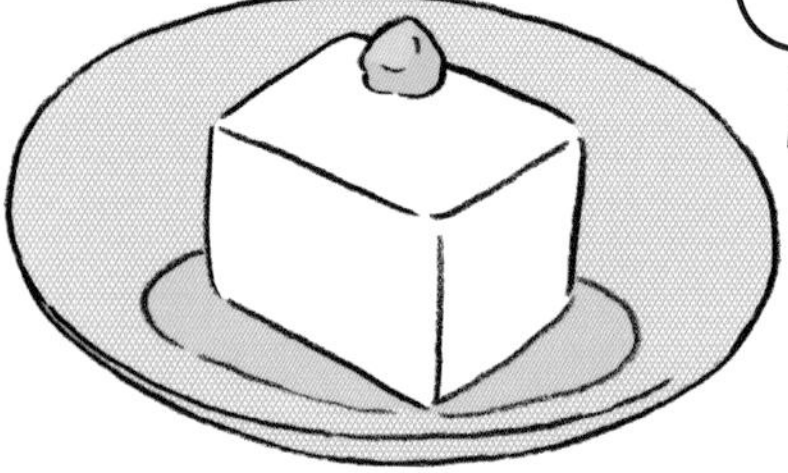

本わさびの魅力を味わうなら冷や奴は最高の組み合わせ

もちろん、シンプルな冷や奴にも本わさびは最高です。シンプルだからこそ､わさび自体の香り、風味をしっかり味わえるのも魅力です。わさび丼のように、かつお節と合わせてもいいですし、刻んだ海苔と一緒に食べても◎。わさび醤油の代わりに塩とわさびでもいいでしょう。

肉や油との相性バツグン！わさびで締める肉料理

ソースで食べることの多いとんかつも、塩で味わうと肉の旨みを引き立ててくれますが、塩に本わさびをプラスすることでさらに美味に。ほのかな豚の甘味にツンとくる辛味が加わり、一度食べたらクセになるはずです。わさび醤油でいただくのもおすすめです。

とんかつに本わさびで豚肉の甘味を引き立てる

とんかつ

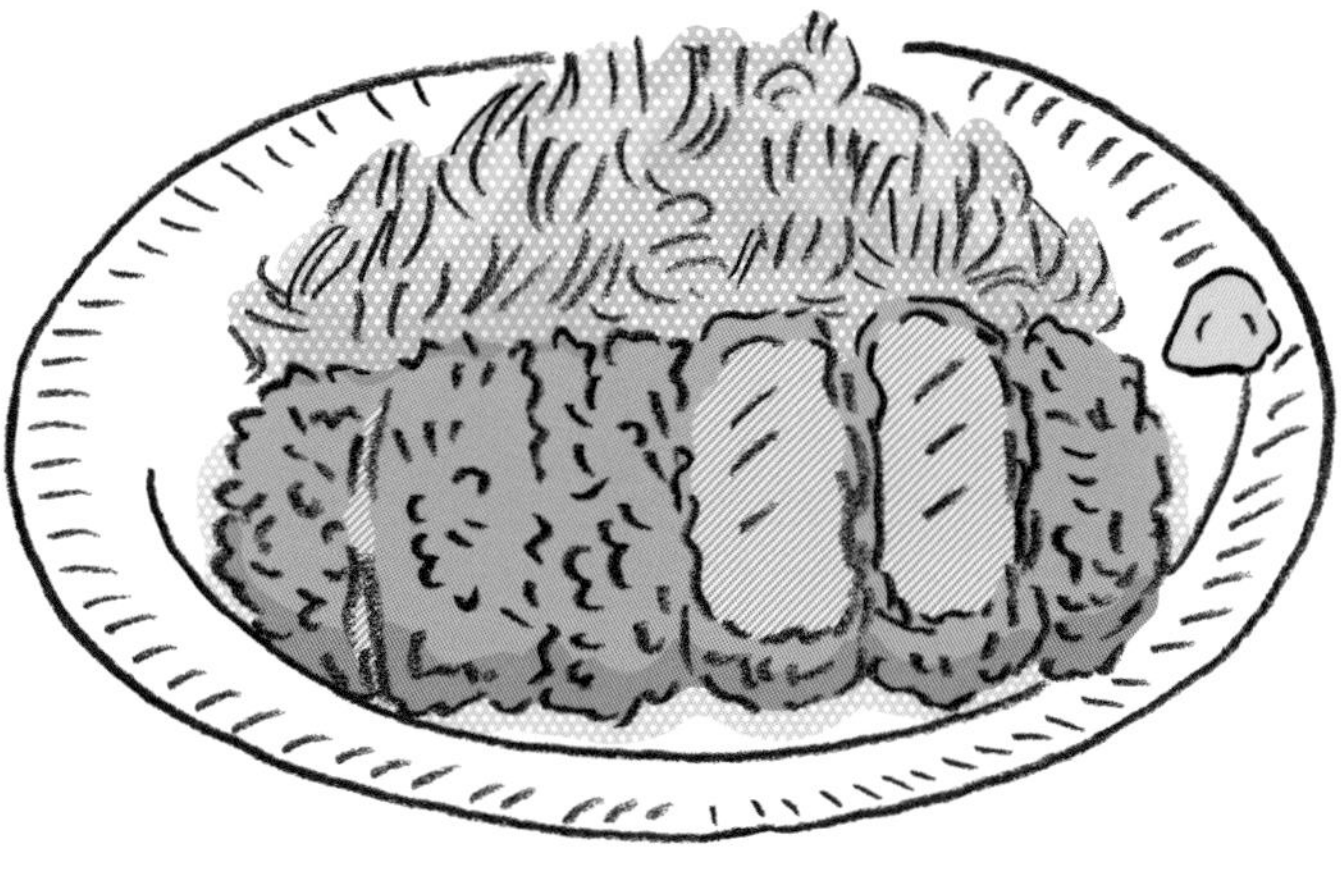

肉汁とわさびのコラボが最高な本わさびハンバーグ

ハンバーグ

ジューシーなハンバーグと本わさびもぜひ試していただきたい一品。肉汁とわさびが絡み合い、肉の旨みを引き立てながらも、ツンとくる辛味が絶妙なアクセントになります。わさび醤油でも、わさびポン酢でも相性バツグン。アボカドを追加するのも最高です。

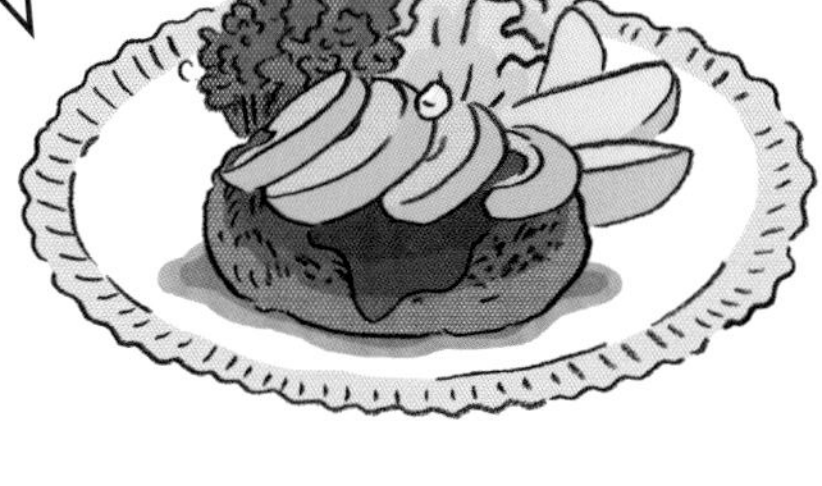

すりおろす必要なし！「わさ活」を便利にする 冷凍＆冷蔵わさび

本書ではこれまで、「本わさび」を毎日食べる「わさ活」をおすすめしてきました。というのも、脳を元気にする成分であるヘキサラファンは、一般的に市販されている常温チューブわさびにはほとんど入っていないからです。

また、日本のわさびという食文化は、本わさびでこそ本物の辛味、風味、香りを味わえるものです。本わさびをすりおろす時間も含めて、贅沢な体験となることは間違いありません。とはいえ、忙しい毎日の中で、どうしても本わさびをすりおろす時

冷凍・冷蔵わさびなら健康効果あり！

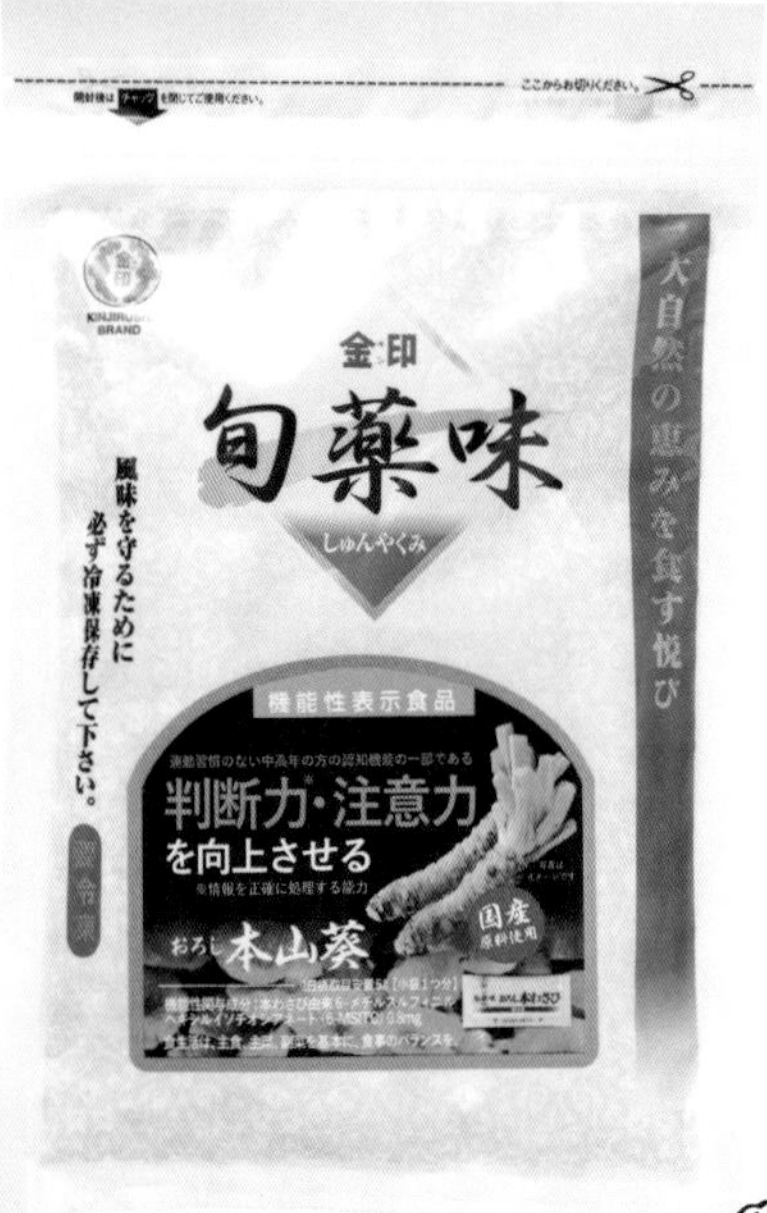

冷凍　**金印 旬薬味**（5g×20個）
（通販限定）

国産本わさびを独自の超低温すりおろし製法で、すりおろした瞬間の香り・辛味を封じ込めた冷凍パック。小袋タイプで使いやすいのも魅力です。

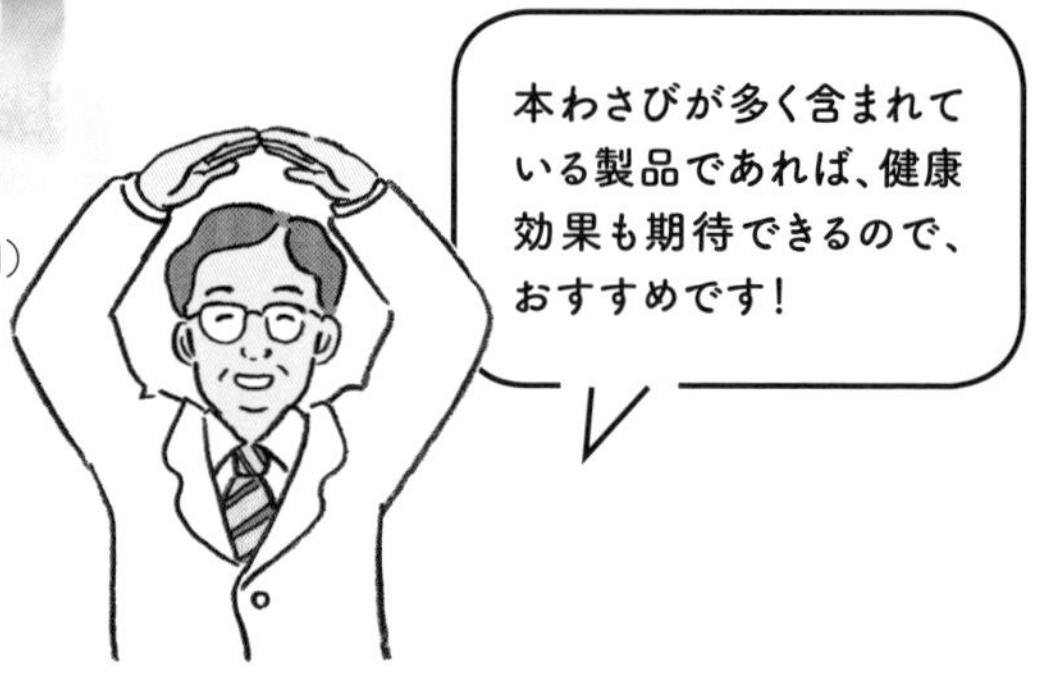
本わさびが多く含まれている製品であれば、健康効果も期待できるので、おすすめです！

間さえ惜しいということもあるかもしれません。そんな時には、ぜひ活用していただきたいのが冷凍、あるいは冷蔵のわさび製品です。

冷凍加工のものであれば、食品添加物の使用を限りなく抑えることで、本わさび本来の味を楽しめます。冷蔵製品は冷凍より本わさびの風味は落ちますが、解凍の必要がない分、便利に使えます。重要なのは、常温チューブ製品にほとんど入っていないヘキサラファンがどちらにも入っているということです。27ページでも紹介していますが、これらの冷凍製品であれば、本わさびと同等のヘキサラファンが含まれており、冷蔵製品でも本わさびの半分程度が含まれているものもあります。美味しさと健康を両立させる冷凍・冷蔵わさび製品をぜひ活用しましょう。

冷凍薬味
金印
おろし本わさび
（標準2g×10個）

原料は国産わさびに限定、独自の超低温すりおろし製法で本わさび本来の香りや風味を閉じ込めています。本わさび本来の味を楽しめます。

冷凍

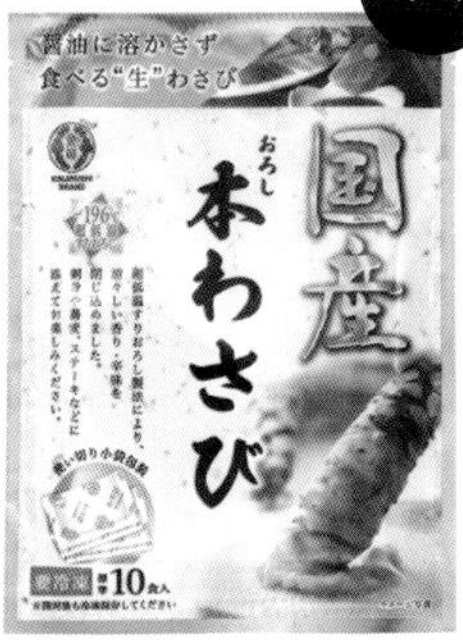

冷蔵

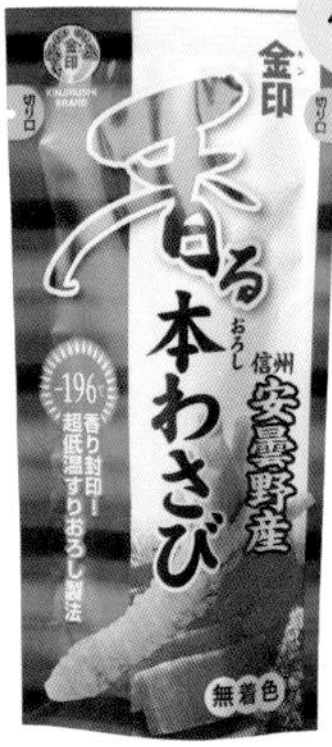

金印
香るおろし
本わさび
信州安曇野産（23g）

香りを重視した、信州安曇野産本わさびを限定使用の冷蔵チューブわさび。チューブタイプだから、一般的なチューブわさびと同様な使い方ができます。

冷蔵

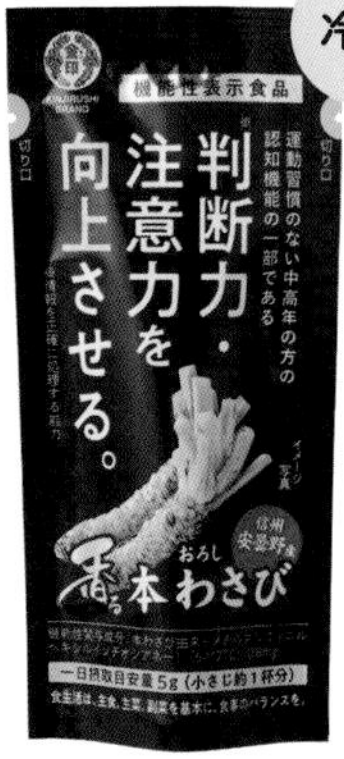

機能性表示食品
金印
香るおろし
本わさび（20g）

ヘキサラファンを配合した冷蔵チューブわさび。新鮮で豊かな風味が素材の味を引き立ててくれます。

冷凍・冷蔵わさび製品は、忙しい時の「わさ活」をサポートしてくれる便利な存在だよ！

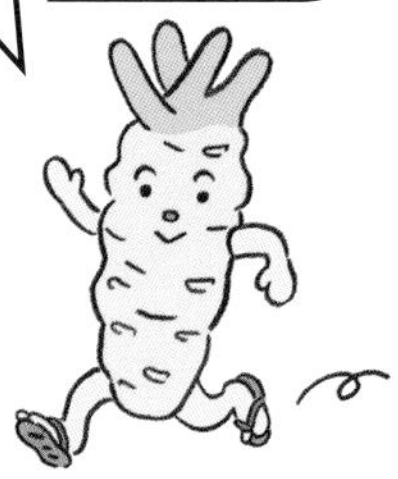

スーパーの鮮魚コーナーや冷凍・冷蔵商品売場で販売されています。

これらの製品は通販でも購入できます。「金印わさび　通販」で検索！
（金印わさび通販URL：https://shop.kinjirushi.co.jp）

脳を元気にする
本わさびの健康効果をサプリメントでも!

すりおろす時間を省略できる冷蔵・冷凍わさび製品に続いて、さらに「わさ活」をサポートしてくれる製品を紹介します。本わさびの美味しさは味わえませんが、ヘキサラファンをとることだけを考えれば、一番手軽で、効率的なのが機能性表示食品などのサプリメントの活用です。

もともと日本では、本わさびは飛鳥時代から薬草として使われていたという歴史があります。このサプリ

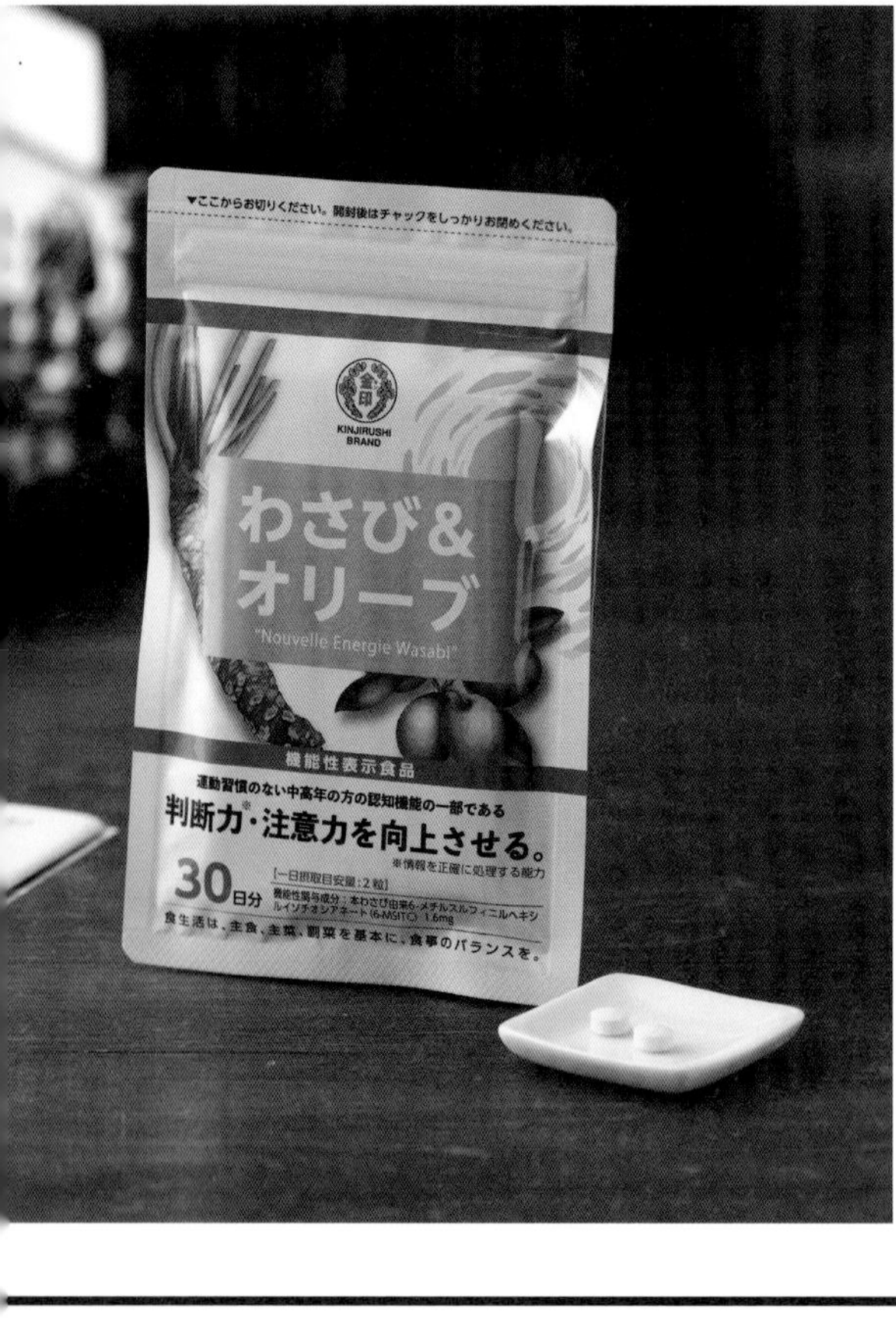
▼ここからお切りください。開封後はチャックをしっかりお閉めください。
KINJIRUSHI BRAND
わさび&
オリーブ
"Nouvelle Energie Wasabi"
機能性表示食品
運動習慣のない中高年の方の認知機能の一部である
判断力※・注意力を向上させる。
※情報を正確に処理する能力
30日分
【一日摂取目安量：2粒】
食生活は、主食、主菜、副菜を基本に、食事のバランスを。

メントという形態は、いわば大昔の日本人が本わさびに対して捉えていた薬と似たようなのものだとも言えるでしょう。そもそも、わさびを使った料理を食べる余裕がない日、あるいは、そもそもわさびの辛味が苦手で、本わさびが食べられないという人は、健康のためにサプリメントを利用するのがおすすめです。

本わさびから抽出した「ワサビスルフィニル®」が入ったサプリメントであれば、ヘキサラファンがしっかり含まれています。忙しい現代人の健康をサポートするために、いまや欠かせない存在のサプリメントですが、本わさびの健康効果もサプリメントの力を借りることで、「わさ活」をサポートしましょう。

わさび&オリーブ

独自製法で抽出した「ワサビスルフィニル®（有効成分：ヘキサラファン)」を配合。「運動習慣のない中高年の方の認知機能の一部である判断力・注意力を向上させる」効果が期待できます。

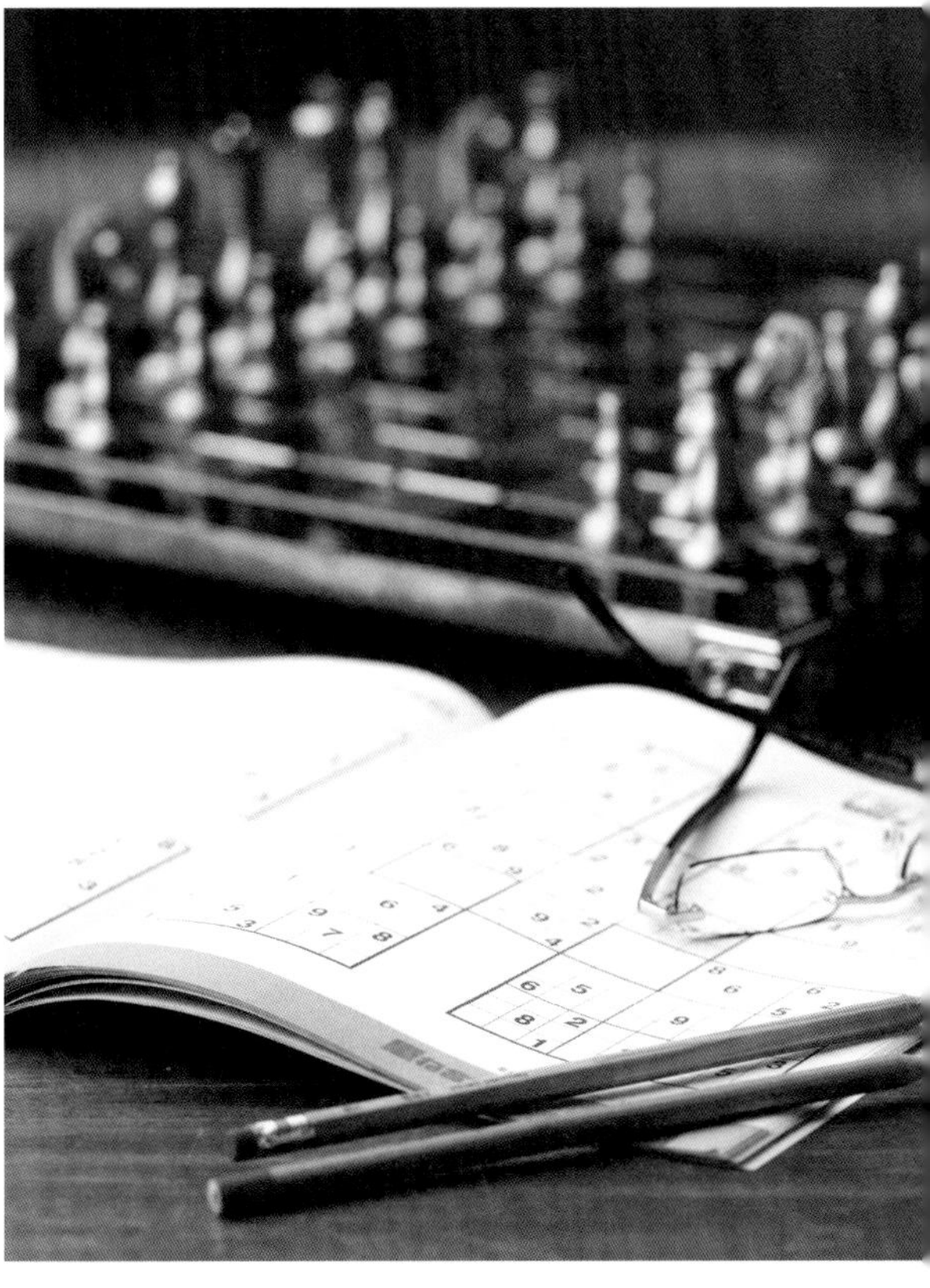

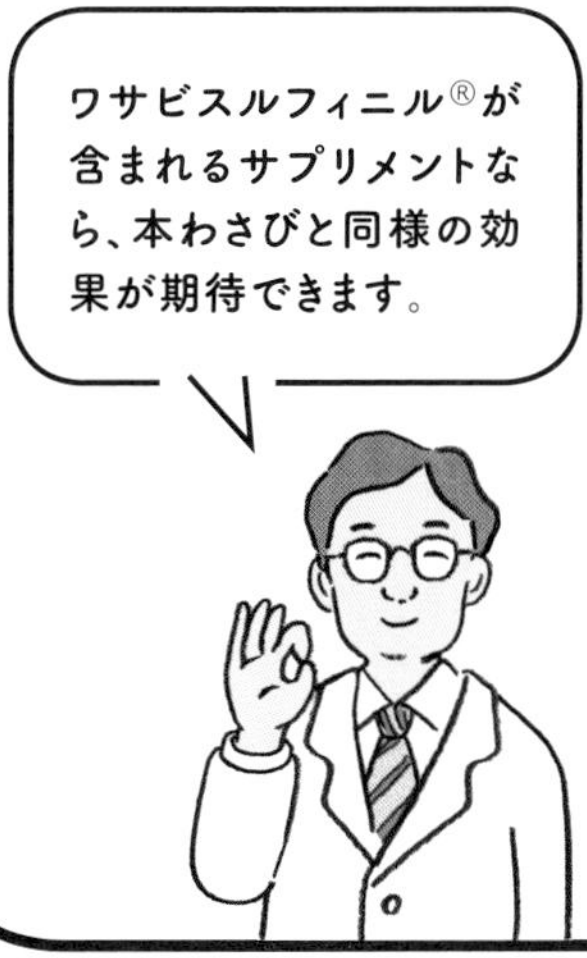
ワサビスルフィニル®が含まれるサプリメントなら、本わさびと同様の効果が期待できます。

本わさびの葉に含まれる成分で美肌&ダイエットも

本わさびは健康効果だけでなく、美容効果もあることがわかってきています。ヘキサラファン自体にも美肌効果が期待できるほか、わさびの葉から抽出されるイソサポナリンという成分は、肌細胞を活性化させて、コラーゲン産生力を高めてくれます。40代以降は、20歳代に比べて半分以下に落ちるとされるコラーゲン産生力を高めてくれるのですから、肌の潤いを取り戻すのに最適です。

また、わさび葉エキスに含まれる成分には、肥満防止効果をもたらす褐色脂肪細胞の活性化作用があることも報告されています。さらに、イソサポナリンには、毛髪形成を促すシグナル産生量をアップし、育毛効果が期待できることも細胞試験で確認されています。

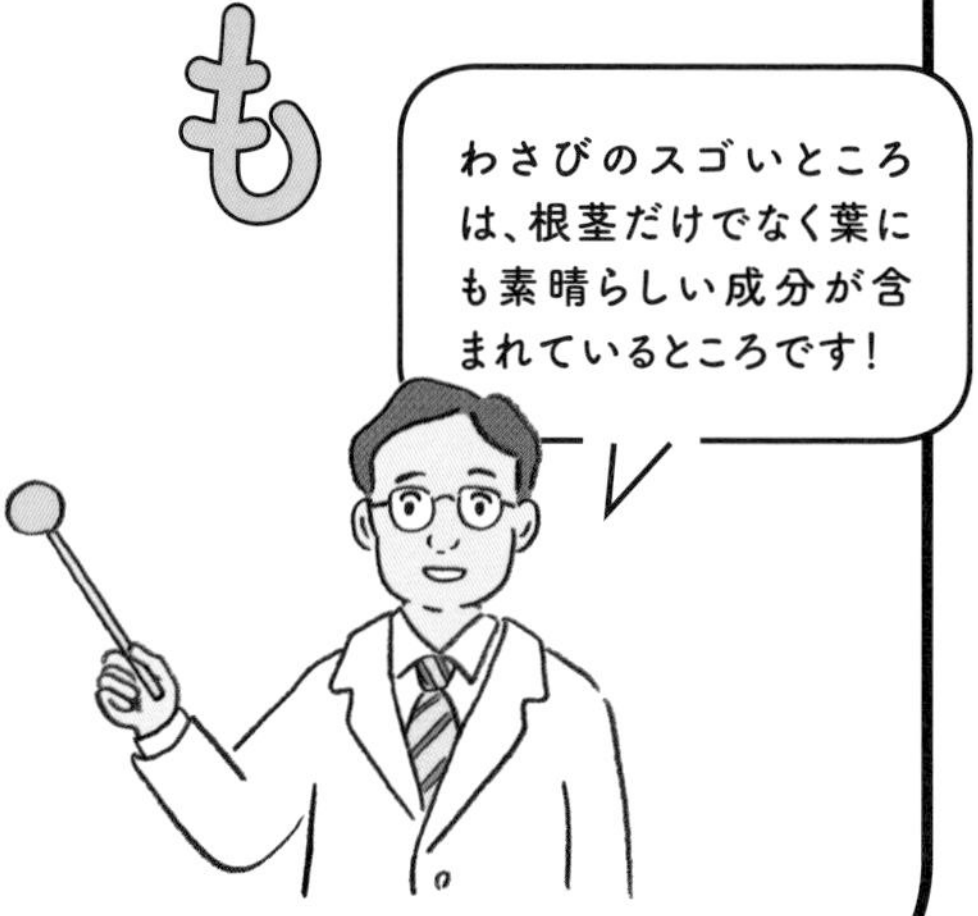
わさびのスゴいところは、根茎だけでなく葉にも素晴らしい成分が含まれているところです!

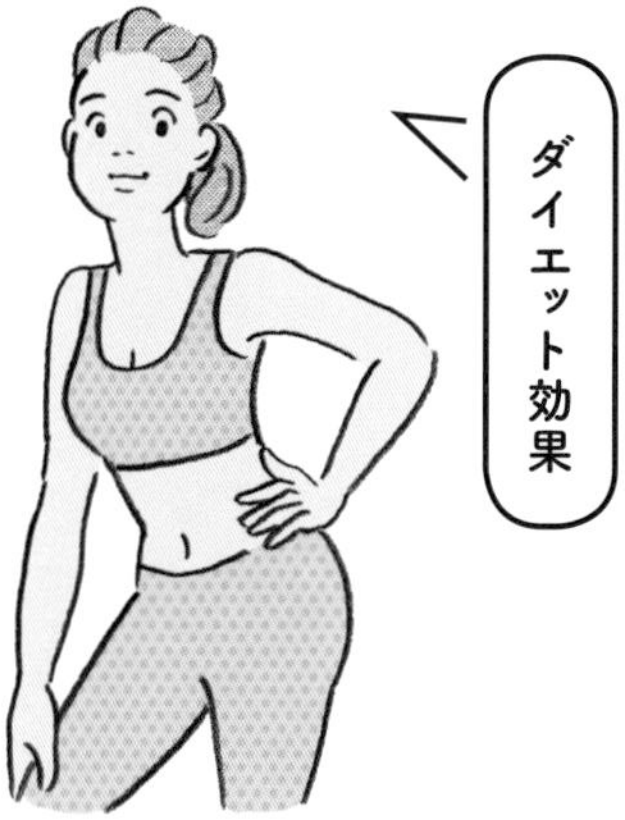
ダイエット効果

わさび葉成分を配合した美容製品

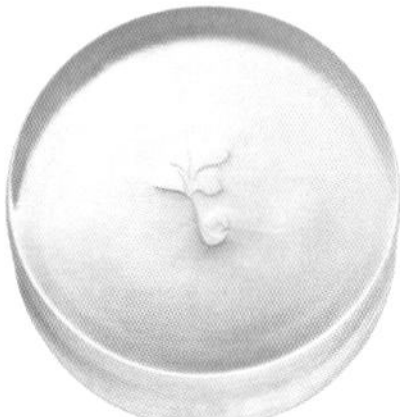

サンスルフィー
美要®洗顔石鹸（100g）

わさび葉に含まれる美容成分を配合した洗顔石鹸。日々のお肌ケアの基本となる石鹸にわさびの力が加わっています。

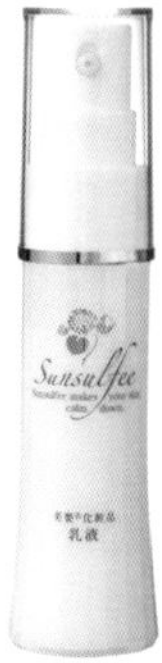

サンスルフィー
美要®乳液（50mℓ）

右の化粧水と同様の成分を配合した乳液。目元の乾燥小じわなど、年齢とともに気になる悩みの改善に役立ちます。

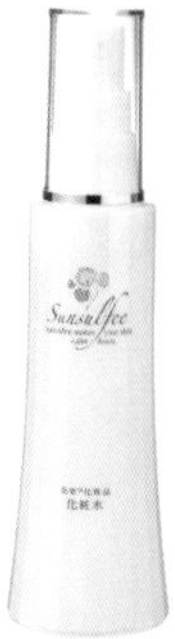

サンスルフィー
美要®化粧水（150mℓ）

わさび葉から抽出した美容成分によって、ふっくら美肌に。それ以外にも天然由来の美容成分を多く配合しています。

※美要とは「美の要《かなめ》」という意味です。
※乾燥による小じわを目立たなくする（抗シワ試験で効能評価試験済み）。

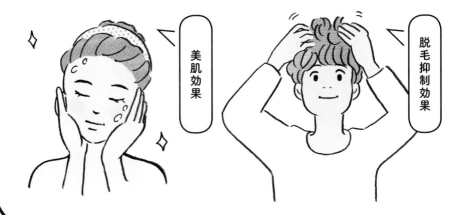

本わさびを美味しく食べるコツ

本わさびの辛味成分は揮発性であることをおさえる

本わさびを食べるに当たっておさえておきたいのが、その美味しさを最大限に味わう方法です。本わさびの辛味成分は揮発性のため、すりおろしてから時間が経つと最終的には消えてしまいます。わさびの辛味がツーンと鼻にくるのは、この揮発性

本わさびを美味しく
食べるための三つのポイント

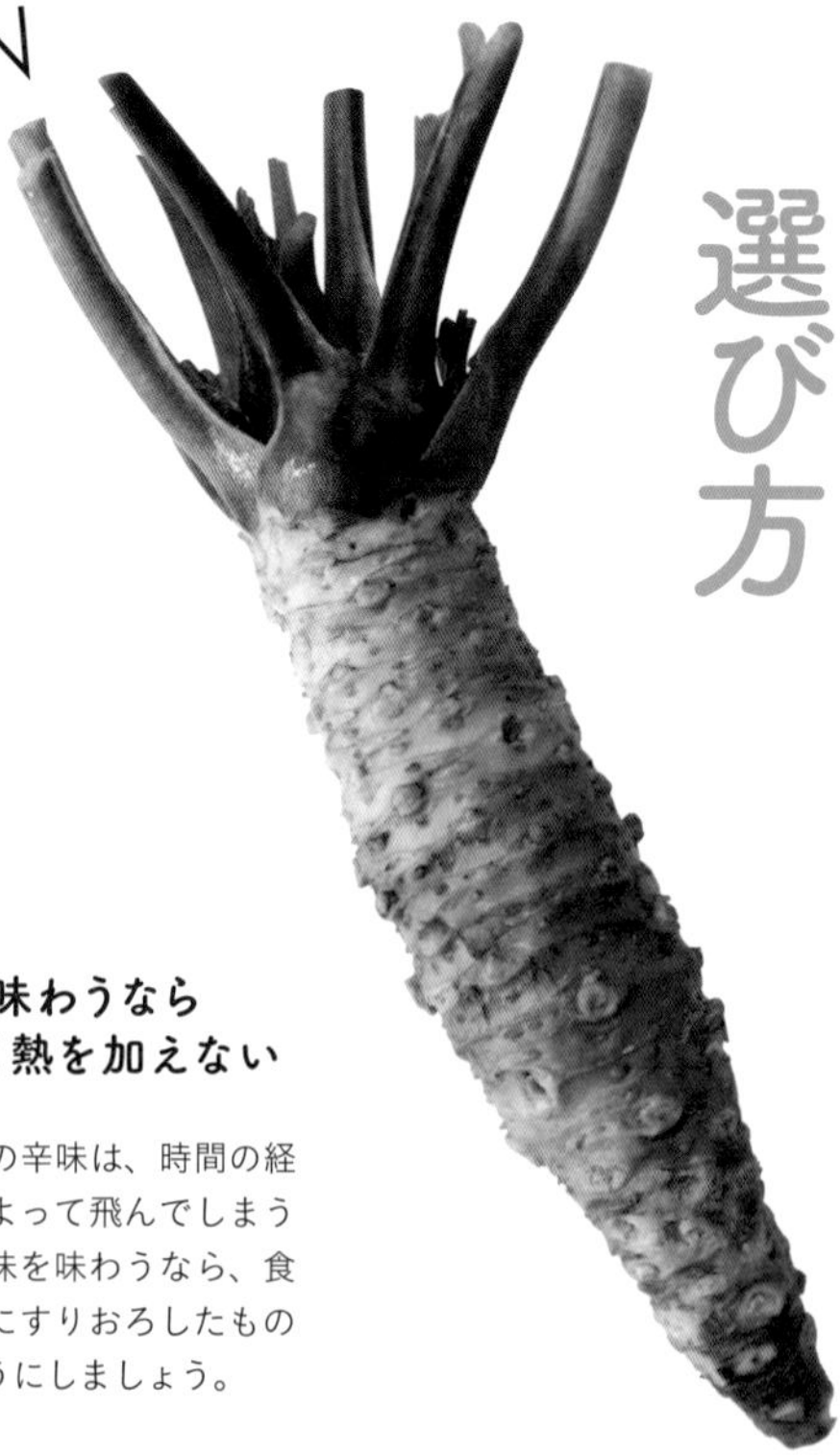

選び方

目が詰まったものほど辛味と風味が強い

わさびに入っている横筋（目）の間隔が詰まっているほど、辛味・風味が強いので、わさびの魅力をしっかり味わえます。

使い方

辛味を味わうならなるべく熱を加えない

本わさびの辛味は、時間の経過や熱によって飛んでしまうので、辛味を味わうなら、食べる直前にすりおろしたものを使うようにしましょう。

保存法

ペーパータオルで包んで冷蔵庫保存

残った本わさびは、乾いたペーパータオルで包み、冷蔵庫に保管。または、全部すりおろして、ラップで小分けして冷凍保存もおすすめ。

によるもの。また、辛味は加熱によっても失われます。なので、辛味を味わいたいなら、食べる直前にすりおろして料理に使うのがいいでしょう。逆に、辛味が苦手という人は熱を加えて、辛味を飛ばすというのもひとつの方法です。風味より辛味の方が消えやすいので、好みの辛さに調節して楽しんでください。

また、本わさびをすりおろすのに必要なおろし器は、繊維を細かくすりおろすため、目の細かい専用のものを使うのがおすすめです。

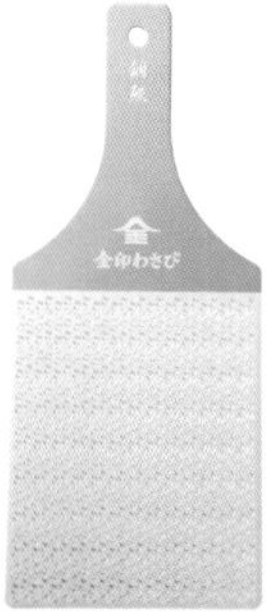

金属製で専用のおろし器は、本わさびをきめ細かくすりおろすのに最適。

本わさびのすりおろし方

1
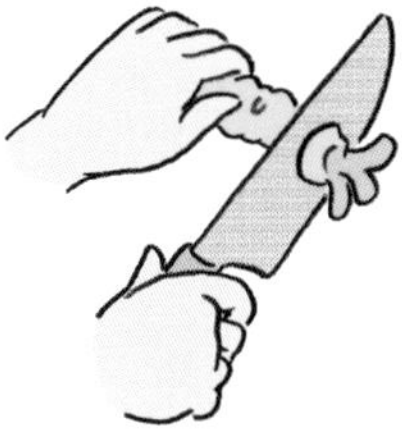
包丁で本わさび上部の茎を切り落とします。上の方が新しい組織でより香りが強く、逆に下の方が辛味が強くなります。

2
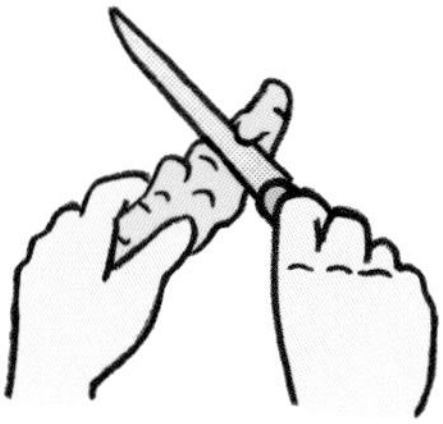
本わさびのコブを包丁で粗く削り取ります。

3
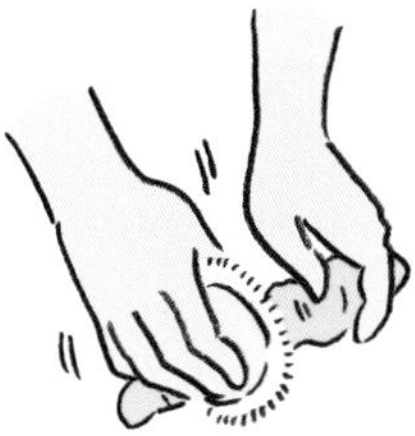
本わさびの表面をたわしやブラシで洗います。皮に辛味成分が多く含まれているので、皮はつけたままでOK。

4
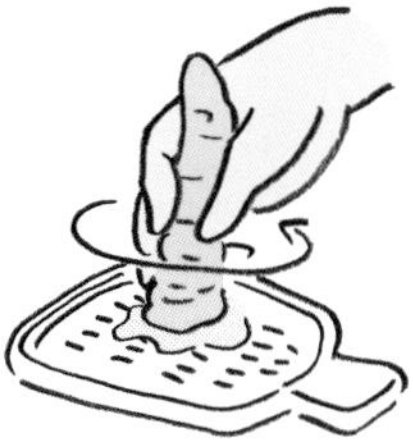
円を描くように、力を入れずやさしくすりおろします。

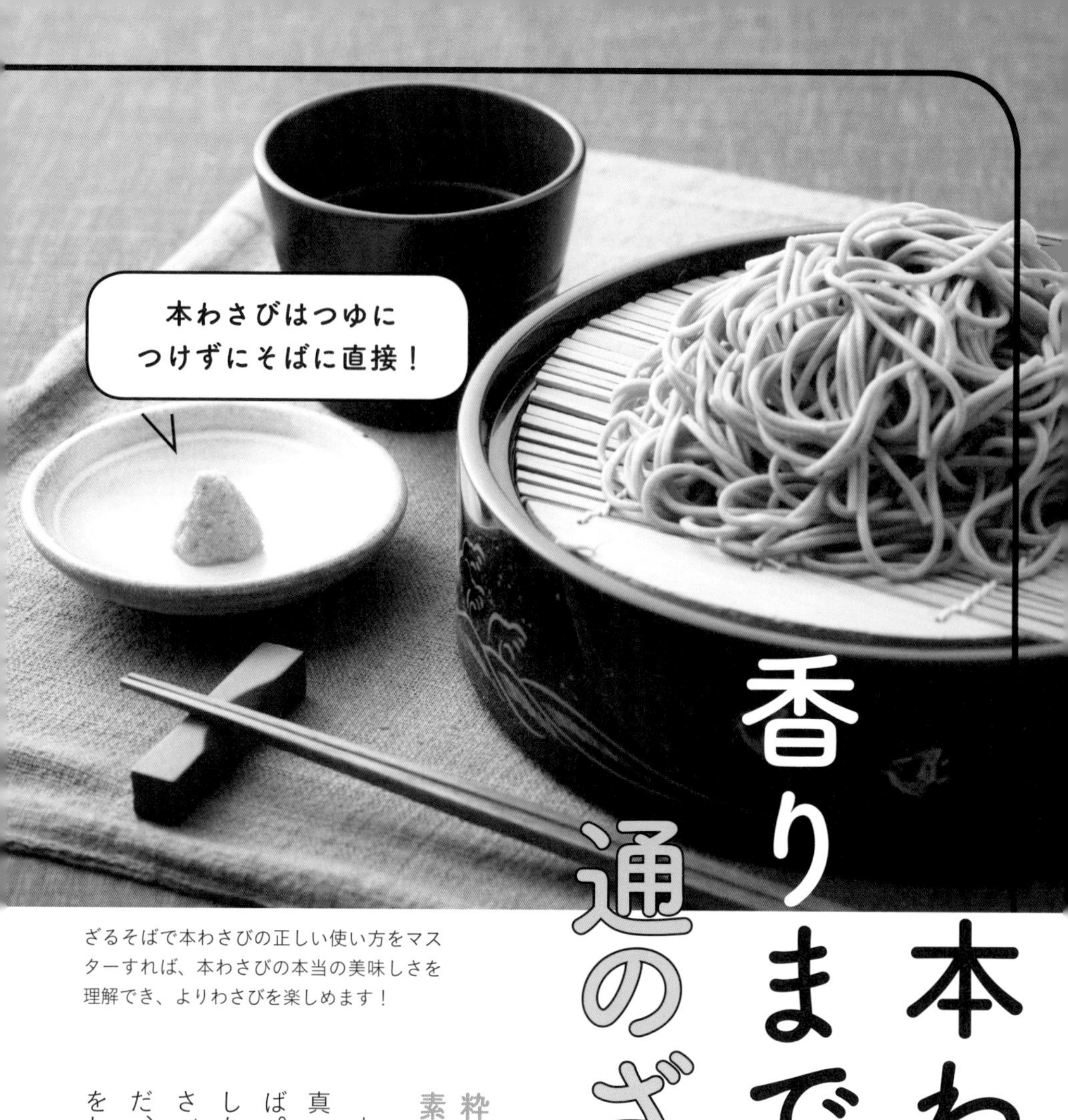

本わさびを香りまで楽しむ通のざるそば

ざるそばで本わさびの正しい使い方をマスターすれば、本わさびの本当の美味しさを理解でき、よりわさびを楽しめます！

粋な大人の食べ方で素材の風味まで楽しむ

本わさびが欠かせない食べ物で真っ先に思い浮かぶのが、ざるそば。これほど、わさびがないと成立しないものもないというくらい、わさびとの相性がいい料理です。ただ、多くの人がわさびの使い方で損をしているのも事実。

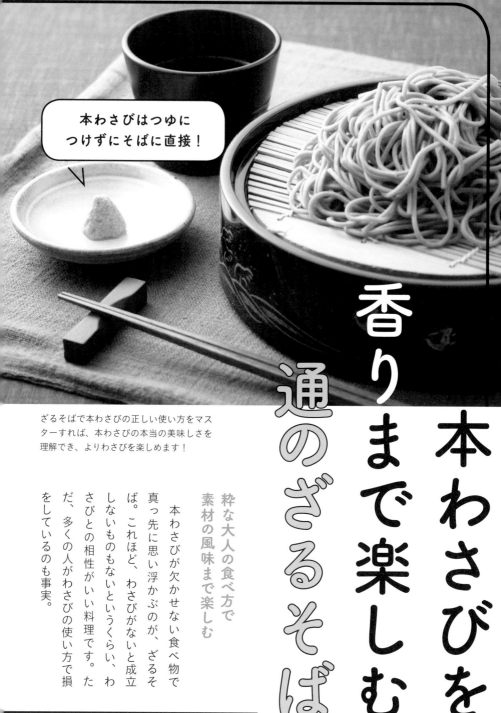

おそばの前に本わさびの香りを楽しむ

1

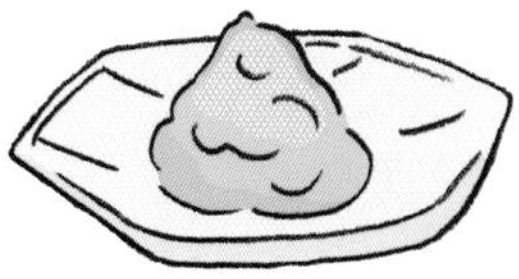

本わさびを必要な分、すりおろします。

2

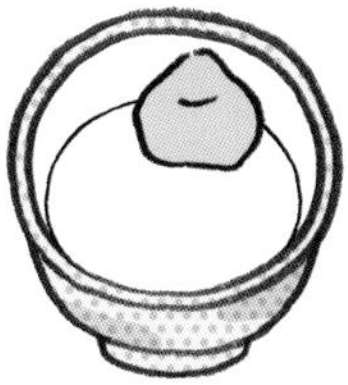

すりおろしたわさびをお猪口の底にペタッとくっつけます。少しトントンとすると簡単にくっつきます。

3

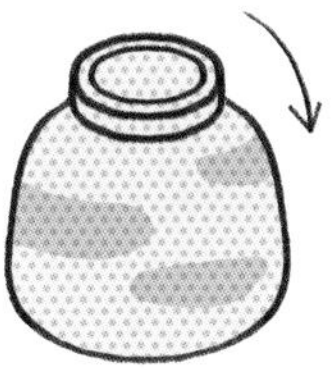

お猪口を引っくり返して、机に伏せます。この時、お猪口の中で酵素反応が進み辛味と香りが出てきます。

4

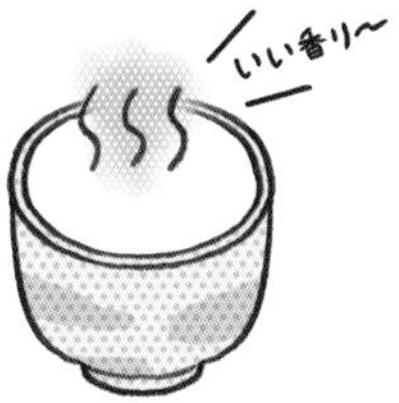

2、3分待ってから、お猪口を戻してみましょう。本わさびの良い香りが立ちのぼり、食欲のスイッチもオンに。

ということで、ここではわさび通の正しいざるそばの食べ方を紹介します。多くの人がやっているのが、わさびをつゆに溶いてしまっているということ。常温チューブわさびならそれでもいいですが、本わさびならだいぶもったいない使い方です。つゆに溶いてしまうと、せっかくの本わさびの香りを楽しむことができません。

わさび通の正しい食べ方は、本わさびはつゆにつけずに、そばの上にちょっとのせて食べるというもの。本わさびの香りとともに味わうことで、ぐんと美味しくなります。また、つゆにつけず、塩とわさびで食べるのもおすすめ。素材を風味まで楽しめる大人の食べ方。そんな粋な食べ方をマスターして、いろんな人にも教えてあげましょう！

本わさびの魅力

料理研究家
きじまりゅうた

対談

奥西勲
金印株式会社
機能性ビジネス研究所 所長

わさびの抗菌力の強さにびっくり!

きじま この前、長野に行ったんですが、直売所でわさびの葉っぱが売られていて。地元の人に聞いたら、「刻んで塩で軽く揉んで、水気を出したら、熱湯をかけてそのまま瓶に入れておけば結構保つよ」って。それでびっくりしたのが、実際めちゃくちゃ保つんですよね! 水に浸けておいただけなのに、3週間くらいは保っていて。塩漬けにしたわけではないのに、あれだけ保つっていうのはすごい!

わさびの抗菌力って本当にすごいですよね!

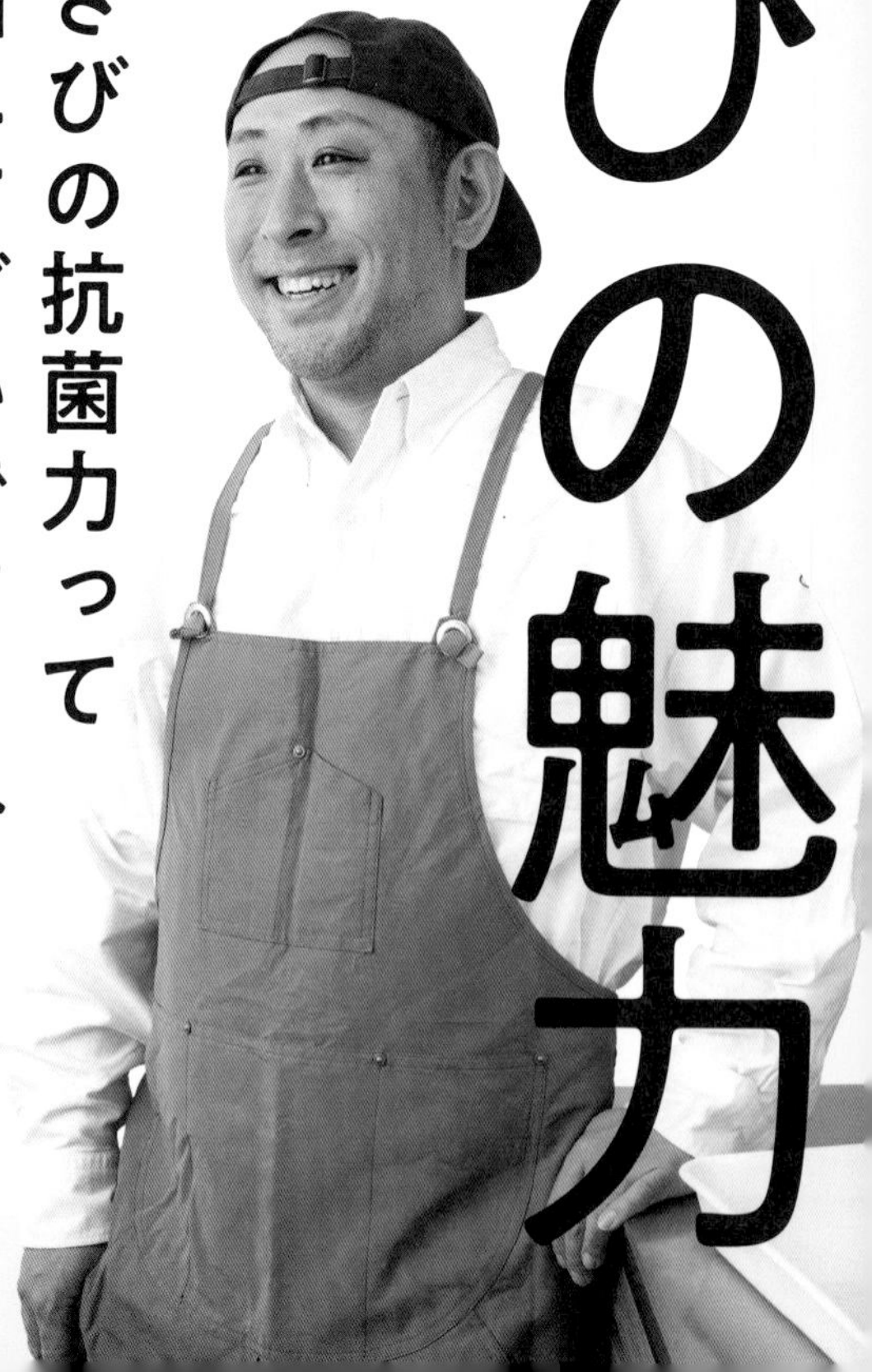

奥西 そうですね。わさびの辛味成分というのはとても抗菌力が強くて、いろんな天然の抗菌成分の中でほぼ最強なんですよ。

きじま 水菜とか茎系の野菜のおひたしなんて、1週間もしたら、だいたい腐ってしまうものだけど、わさびはすげえ! と思って。抗菌力の強さを、最近感じたんですよね。

本わさびの魅力を伝えていきたい！

きじま わさびって、お寿司の誕生以前からあるんですよね？ その頃はどうやって食べていたんですか。

奥西 お寿司誕生以前は薬草として使われていたんですけど、あとは鯉の刺身なんかにつけたり、冷汁みたいなものにちょっとわさびを入れたりとか、そういった使われ方をしていたみたいですね。日本原産の植物なので自生していたんですが、江戸時代、静岡県の有東木《うとうぎ》という安倍川の上流の方で栽培が始まったんです。そこから伊豆にも栽培が広がって、徳川家とか江戸に供給されるようなったんです。

きじま 海外でのわさび事情というのはどんな感じなんですか？

奥西 今、海外でも栽培が広がっていて、中国、東南アジア、アメリカなど、いろんなところでわさびが栽培され始めているんですけど、まだまだホンモノの本わさびは見たことがない、あるいはそもそも知らない人が多い。本わさび自体の輸出も始まっているので、世界に本わさび文化っていうのを広げていきたいと思っています。常温チューブわさびなどが先に広がってるんですけど、やっぱり本わさびの美味しさって全然違うじゃないですか。それを世界にも広げていきたいし、健康にもいいんだよ、というのも知っていただきたいなと思っています。

再発見

いろんな天然の抗菌成分の中で最強クラスなんです

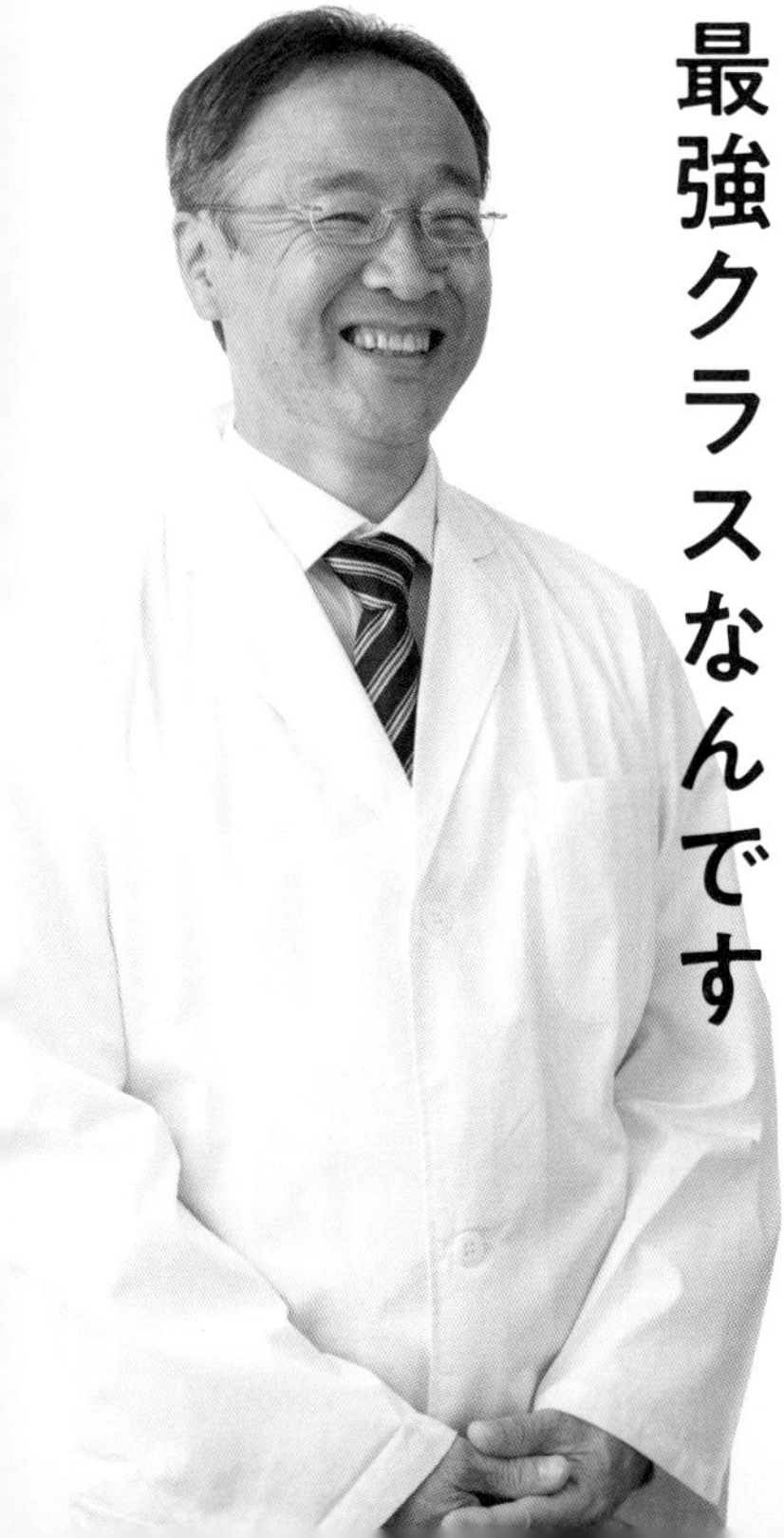

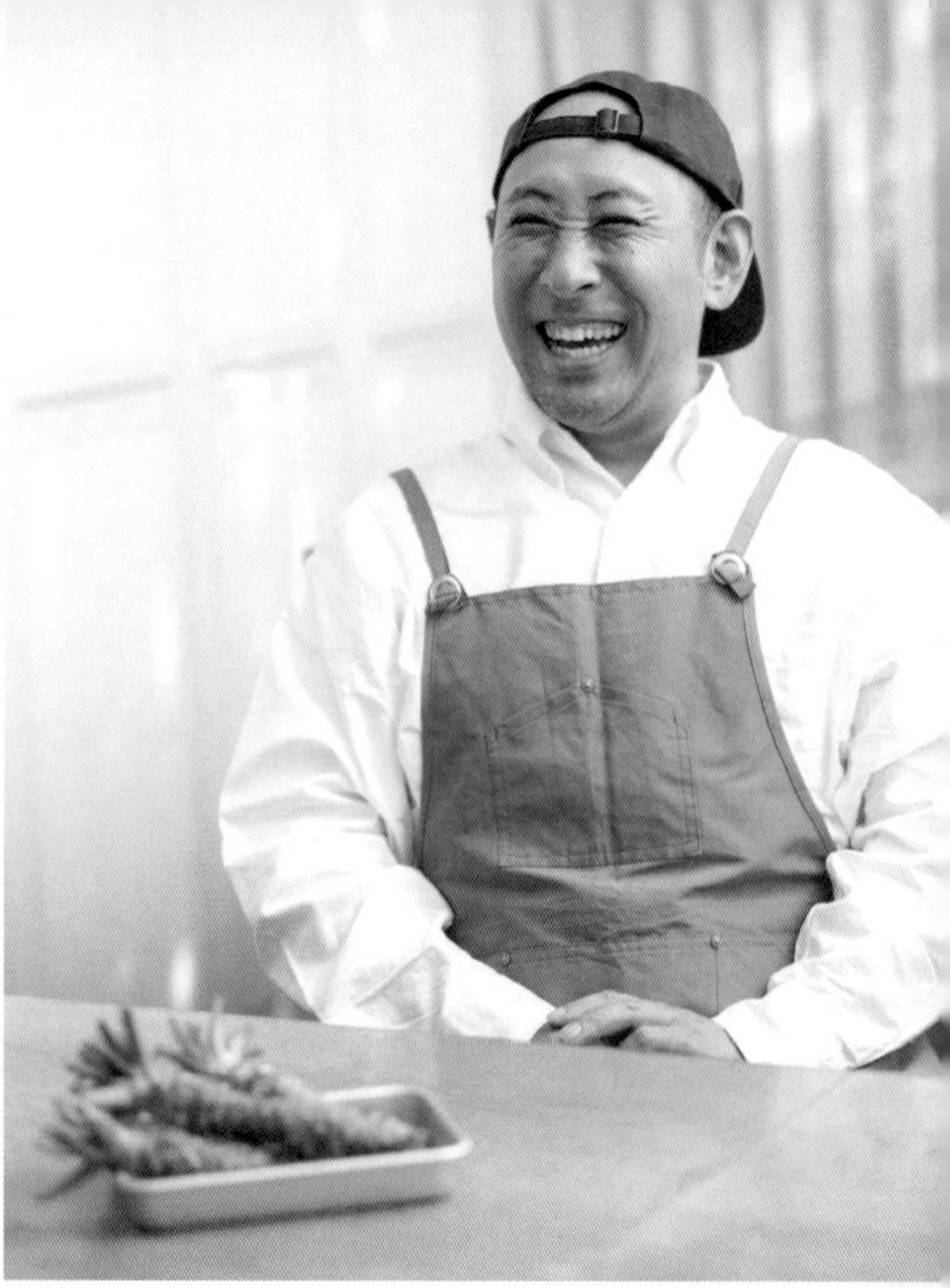

常温チューブわさびとはまったく別物ですよね

きじま 全然違いますもんね。常温チューブわさびでもいくつか試作した料理があって、それを本わさびに替えてやったら、やっぱり全然違うなあと。おろしたての本わさびって、ご飯に合わせても、それだけで美味しいし、なんだったら具なしの巻き寿司でもあれだけの美味しさっていうのは、もっと多くの人に伝わるといいですよね。

あらためて気づいた本わさびの底力

奥西 きじま先生のわさび料理を食べて思ったのが、どれも爽やかじゃないですか。わさびといえば辛味みたいなイメージが私にもあったんですが、こういう爽やかさがあるんですね。

きじま わさびは油と混ぜると辛味成分が揮発しづらいというのを伺ったので、今回バターと混ぜる、オイルと混ぜるというのを作ってみたんですけど。そうすると、やっぱり辛味を感じづらくなる。でも、その分、本わさび自体の味だったり、あの爽やかさを感じることができたんですね。今まで気づかなかった魅力を発見できたという点でも、本わさびには食材としての面白さを感じました。

奥西 今回レシピを提案していただいて、あらためて本わさびの爽やかな香りっていうのが、こんなにあるんだって。今までちょっと辛味の陰に隠れちゃっていた。逆に辛味を抑えるとこんな爽やかに使えるんだというのがとても新鮮でした。

きじま 本わさびの味を分析すると、辛味や爽やかさというのは、おそらく表面の方にあると思うんです。いい意味での土臭さ、どっしりとした味も、じつは本わさびのボトムにはあって。だからこそ、本わさび単体で食べても断然美味しいんだなって思ったんです。イチ野菜としてもすごいですよね。これまで、わさびはスパイスや調味料として捉えていたんですけど、わさび自体を美味しく食べる料理方法をもっと提案していったら、松茸のようなご馳走食材として人気が出るんじゃないかな。

奥西 たしかに食べた後のほんのりとした爽やかさは、松茸にも似た高貴なものを感じますね。そういう香りを楽しむ食べ方はアリですね。

きじま 国内外問わず多くの人に、わさびをすりおろすという行為も含めての特別感や、ごちそう感を味わってほしいですね。

どうしたら本わさびの美味しさを伝えられるか？

きじま もし、わさびに産地ごとの違いなんかもあれば、絶対面白いですよね。

奥西 やっぱり産地が違えば成分なども全然変わってくるんです。また、季節によっても本わさびの味は変わります。冬の寒い時季の方が辛味が強かったりして美味しくなる。春先は花が咲くので、栄養が全部そっちに行っちゃうので、辛味も半分くらいまで落ちるんですよね。辛味を楽しむなら冬がおすすめですけど、香りを楽しむなら春先とかの方がいいかもしれないですね。季節によって味

本わさびには辛味だけではなく爽やかさがありますね

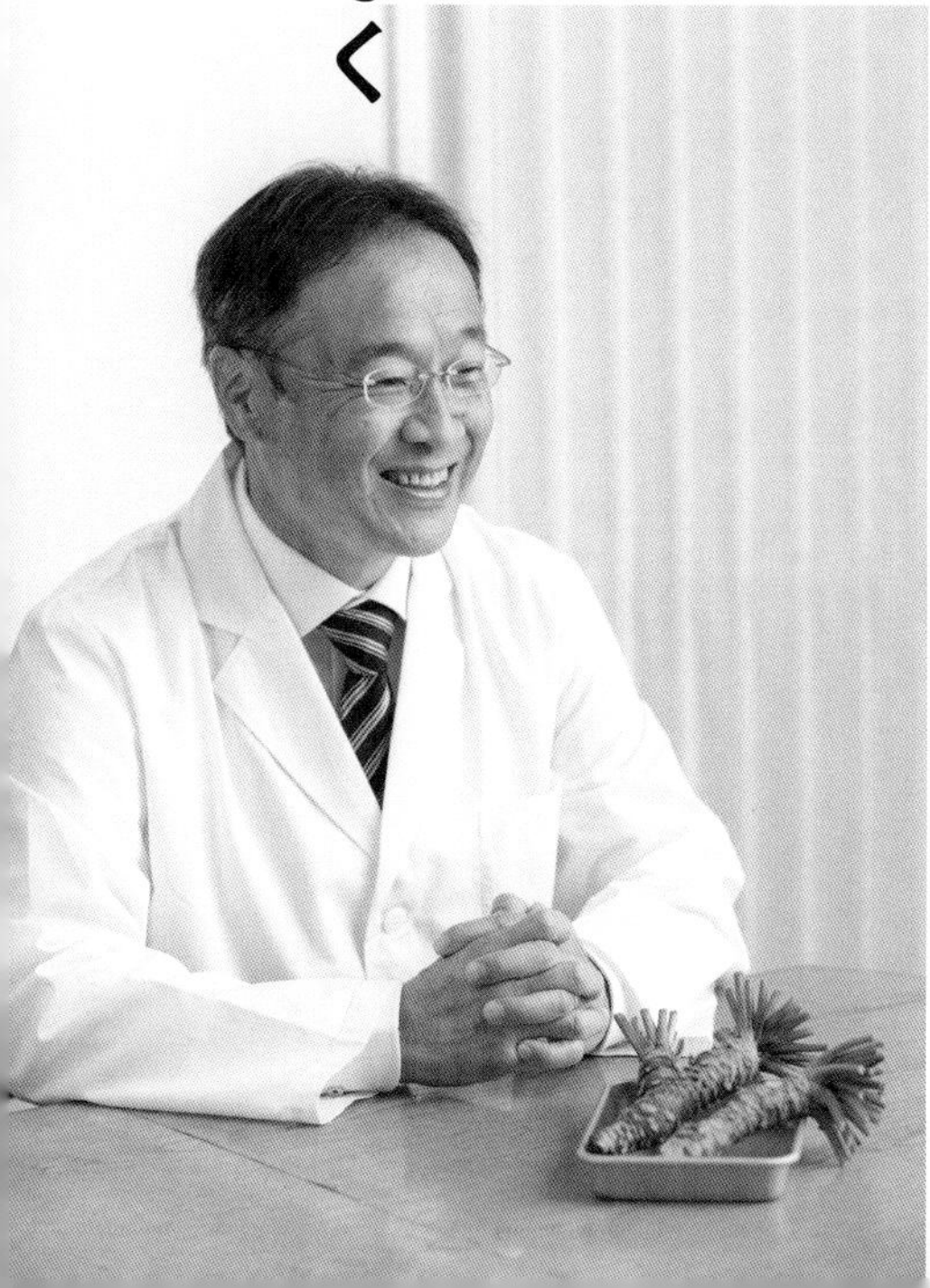

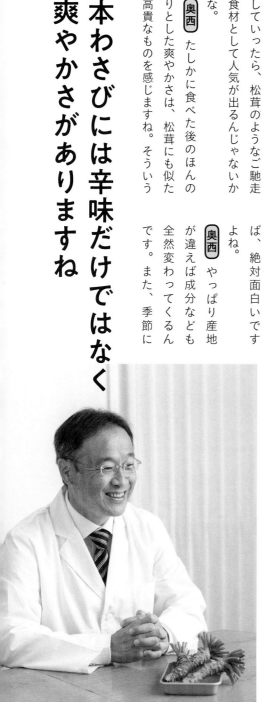

本わさびの美味しさを多くの人に味わってほしい！

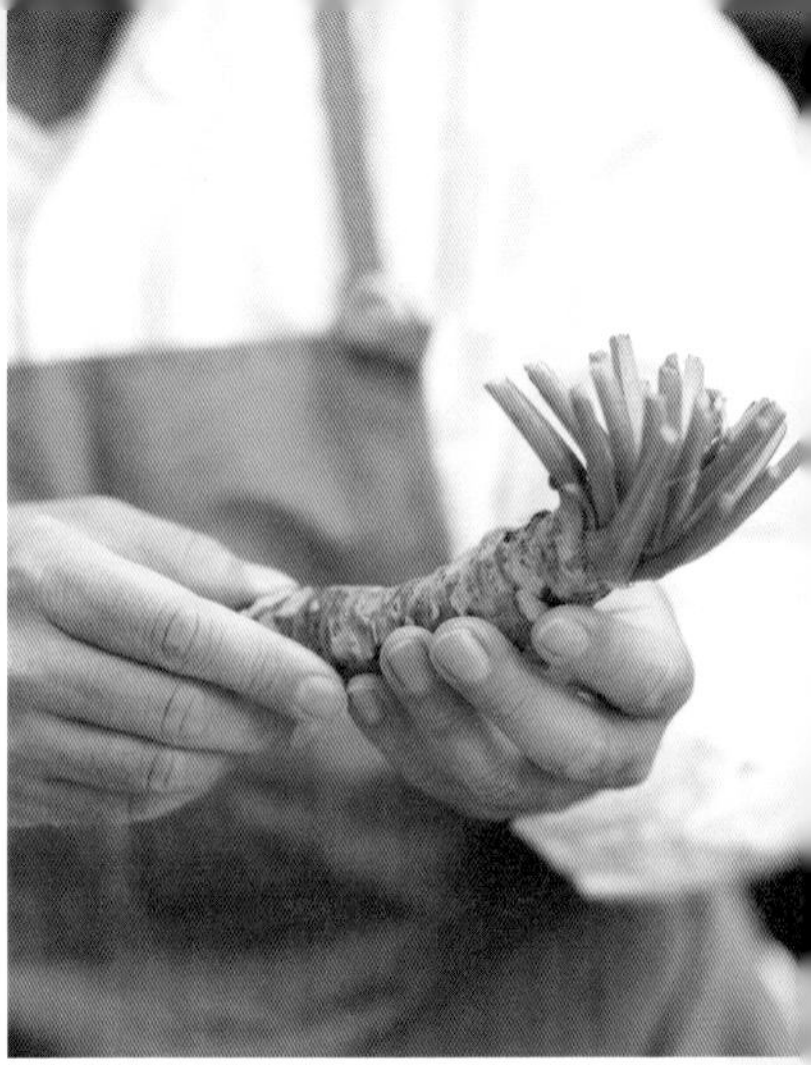

がだいぶ違うので、食べ方ももっと突き詰めていく必要があるのかもしれないですね。

きじま 「春わさびは香りが一番！」とか、「冬わさびは辛くてうまい！」とか、そんな売り文句があれば、買う側としてはわかりやすいかもしれないです。そうすると松茸が高くても買っちゃうみたいな感じで、冬わさびは高くても買っちゃうみたいな人も増えるかもしれない。

奥西 そうですね、たしかにおっしゃる通り。だって今は本わさびと常温チューブわさびの違いすら知らない人もいますからね。そういう工夫はやっていかないといけないですね。弊社でも冷凍や冷蔵の質の良いわさび製品をどんどん広げていこうとはしています。実際、一部のスーパーも置き始めてくれてるので、ここからが本番ですね。

きじま 同じ市販のわさび製品でも、冷凍や冷蔵、そして常温チューブで全然違うというのも、お話を聞くまで知らなくて。そんなに差があるんだったら冷凍や冷蔵のものを買うわ！って思いました。常温チューブのものは、かなりしょっぱいですからね。

奥西 やっぱりわさびに関しては、冷凍、冷蔵、常温チューブでは、鮮魚（冷凍）と干物（冷蔵）、缶詰（常温チューブ）くらいの差があります。常温チューブが悪いわけではなくて、ずっと長持ちさせたいなら缶詰といったように、用途に応じて使い分ければいいと。でも、それらには美味しさにも成分にも差があるんだということを、まずは知ってもらわないといけないですね。そうしないと、本わさびの美味しさも多くの人には伝わっていかない。そこはがんばっていこうかなと思ってます。

Part3

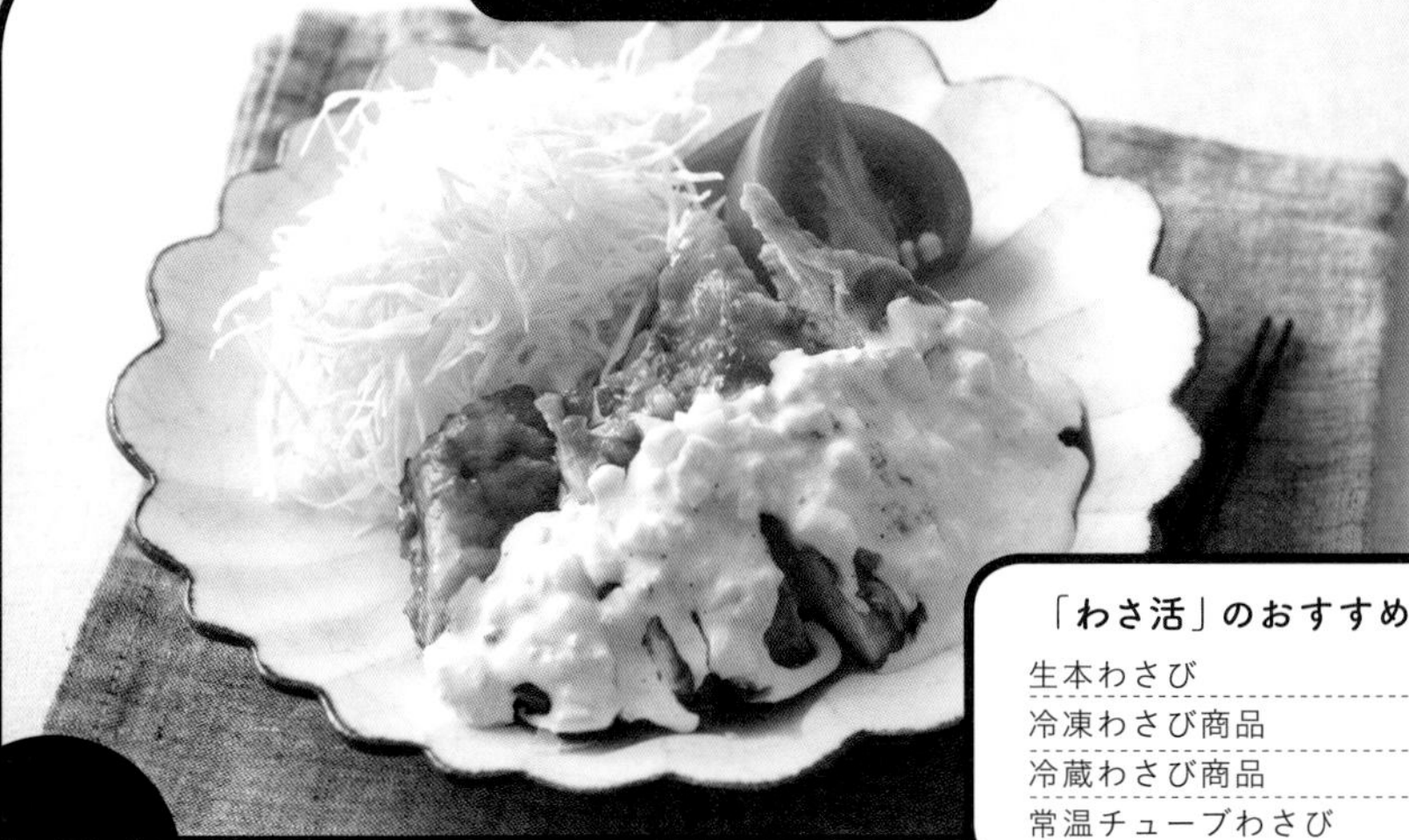

「わさ活」のおすすめ度

生本わさび	◎
冷凍わさび商品	◎
冷蔵わさび商品	○
常温チューブわさび	×

絶品！

きじまりゅうた流「わさ活」レシピ

毎日の「わさ活」をもっと美味しく、楽しくするため、
きじまりゅうた氏による本わさびを使ったレシピをご紹介！
わさびの新たな魅力に出会えるはずです。

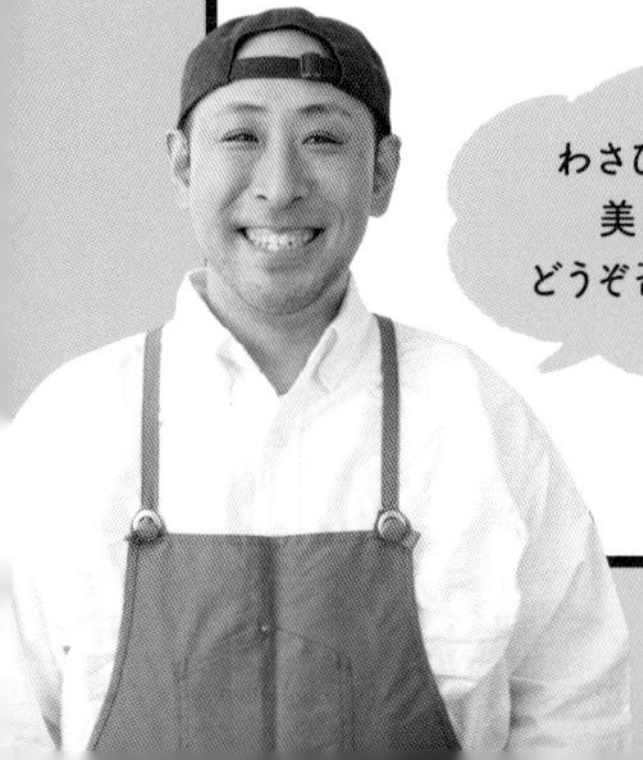
わさびの本当の美味しさをどうぞ召し上がれ！

きじまりゅうた

料理研究家。祖母は料理研究家の村上昭子、母は料理研究家の杵島直美という家庭に育ち、幼い頃から家庭料理に自然と親しむ。アパレルメーカー勤務を経て料理研究家の道へ。書籍、雑誌、Web、テレビを中心に活動中。
YouTube「きじまごはん」を更新中。

OTSUMAMI

＼絶品／

おつまみ

あまり野菜のわさび漬け

少量の野菜で作る
わさび漬け。
濃縮甘酒を使えば
いつでも簡単に作れます。

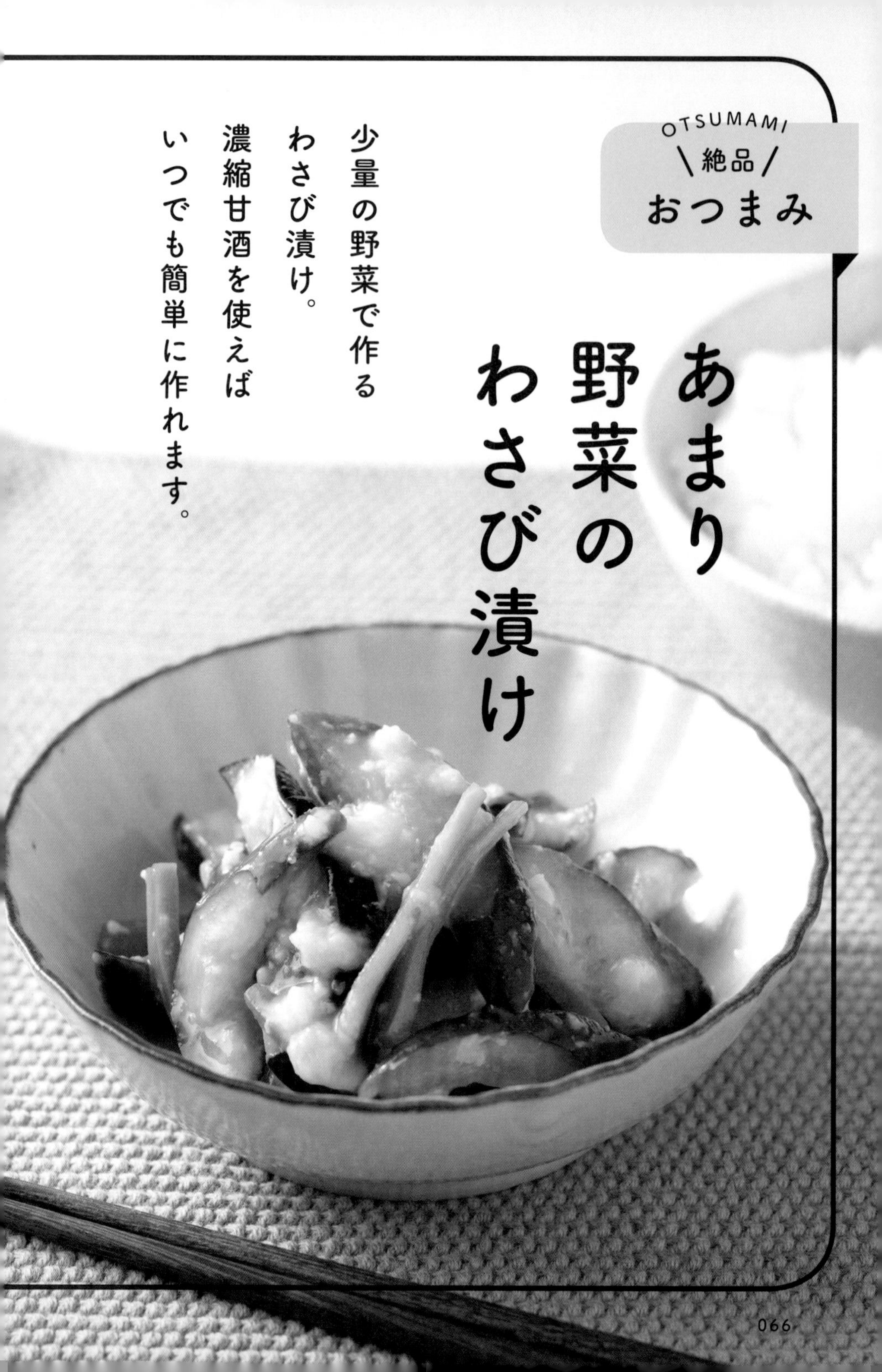

材料

おろしわさび…… 小さじ1＋1/2
あまり野菜（きゅうり：1本　ニンジン：4cm　ナス：1個）…… 計300ｇ

A
水…… 大さじ2
塩…… 小さじ1

B
濃縮甘酒…… 大さじ4
砂糖…… 小さじ1
塩…… 小さじ1/4

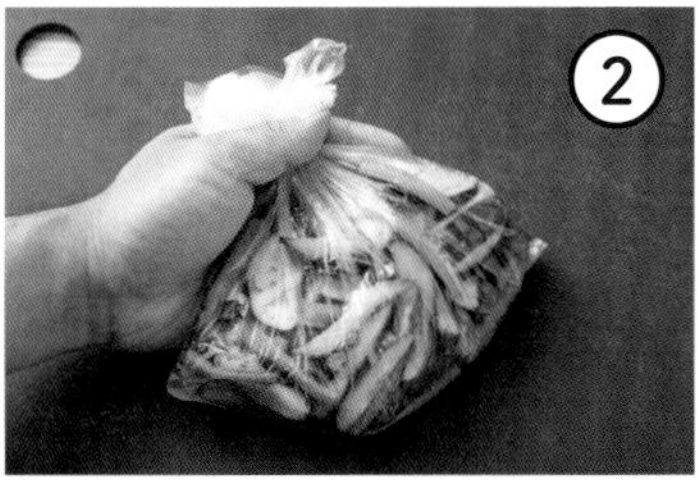

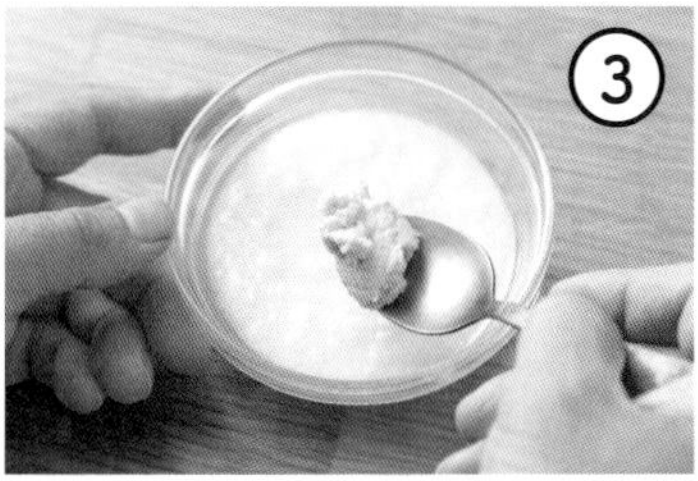

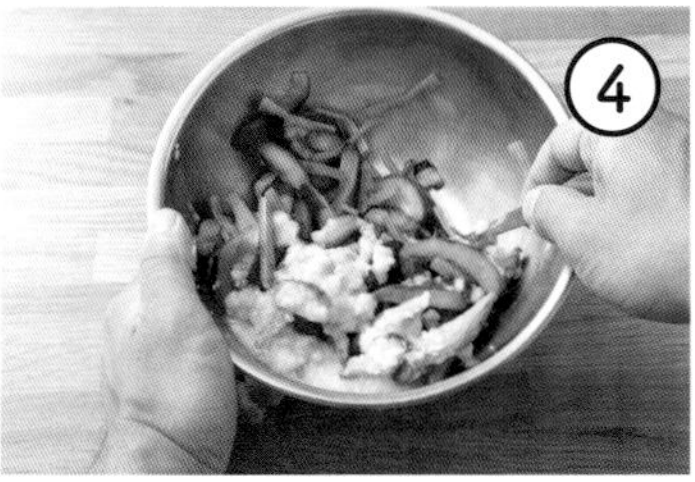

作り方

1 野菜を切る（きゅうりは縦半分に切って、7〜8mm幅3cm長さの斜め切りに、ニンジンは5mm幅の細切りに、ナスは7〜8mm幅の半月切りかいちょう切りにする）。

2 野菜を袋に入れてAを加え、空気を抜いて30分ほど置く。

3 Bとわさびを混ぜて漬けダレを作る。

4 野菜を袋の上から軽くもみ、水気を絞って漬けダレを絡める（すぐ食べても半日ほど漬けてから食べても美味しい）。

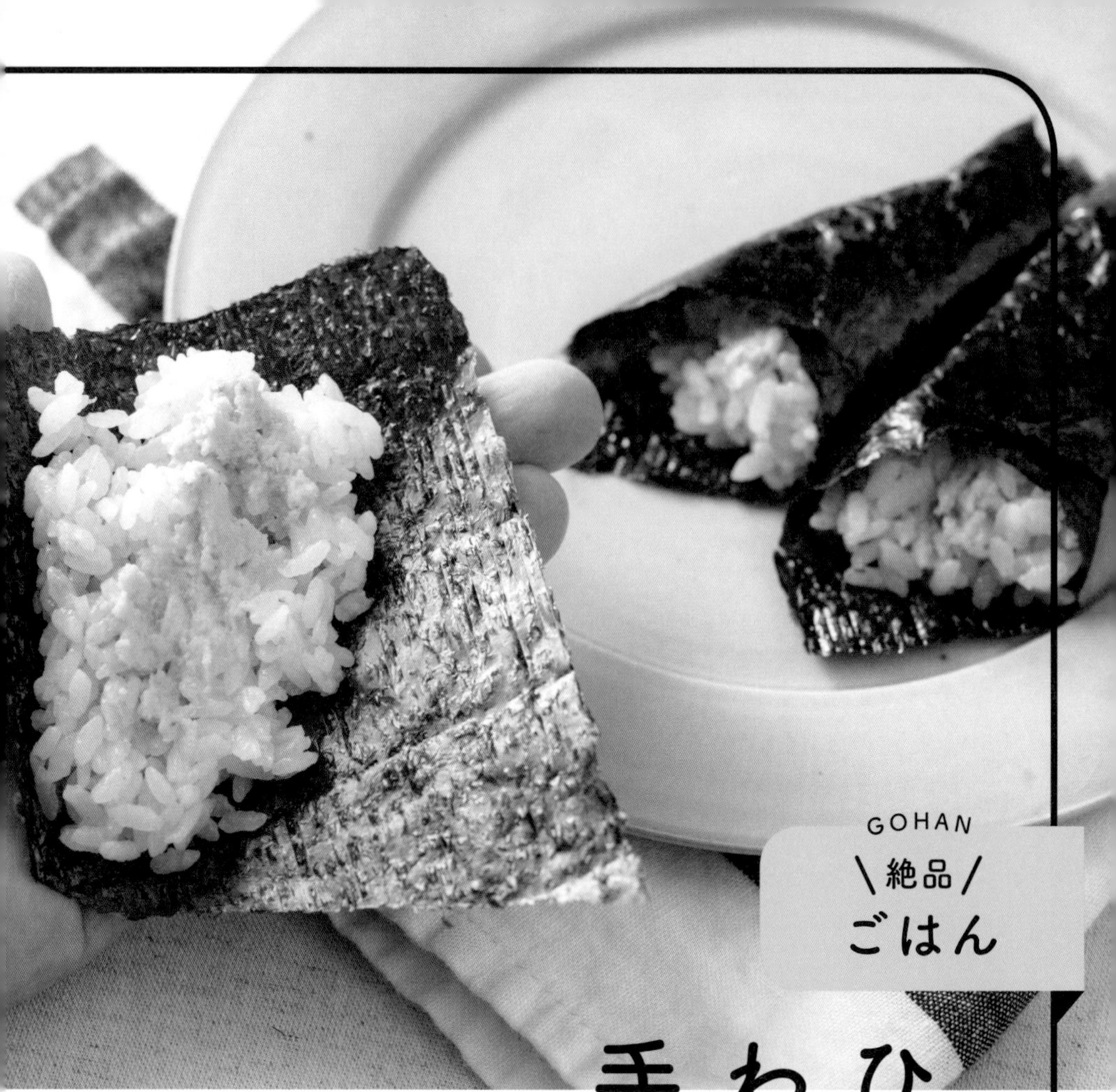

GOHAN
＼絶品／
ごはん

ひとくち わさび 手巻き寿司

わさびと寿司の相性は鉄板。酢飯用に米を炊かなくても作れる手軽な手巻き寿司。

材料

おろしわさび…… 小さじ2
ご飯…… 2膳（300ｇ）
かつお節…… 1パック（2ｇ）
焼海苔…… 適量
醤油…… 適量

A
酢…… 大さじ1
砂糖…… 大さじ1/2
塩…… 小さじ1/4

作り方

1 かつお節をパックの上から揉み潰し、粉末にしてからAと混ぜて、熱々のご飯と混ぜる。

2 海苔にご飯とわさびをのせて手巻きにする。

3 好みで醤油をつけていただく。

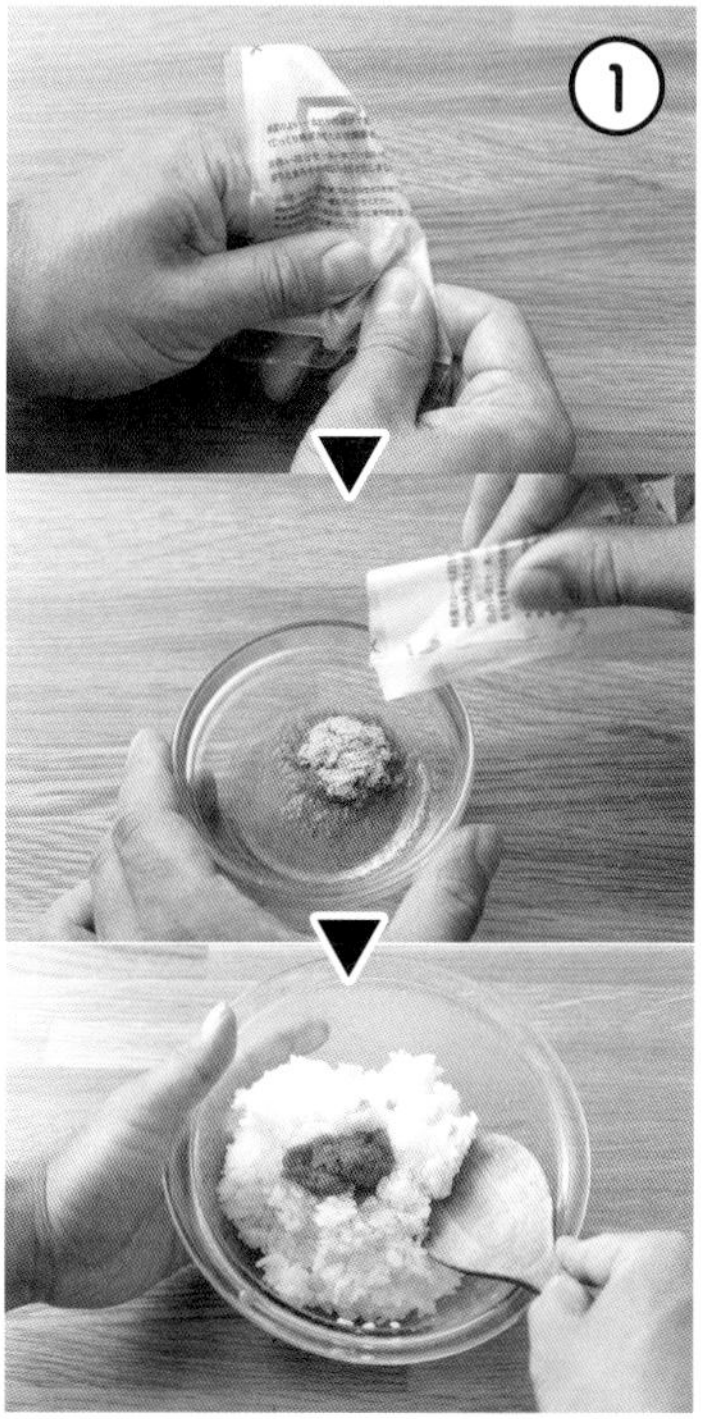

Point

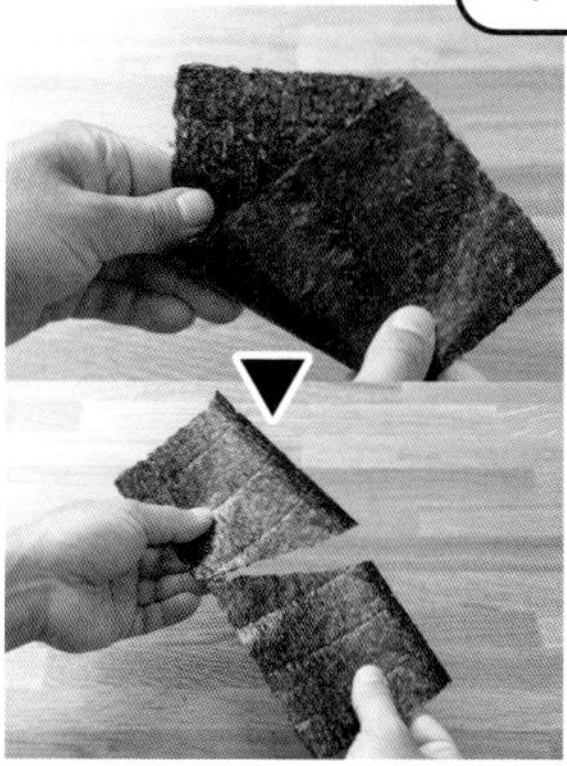

海苔は写真のように斜めにカットすると、ご飯を巻く時にあまりを出さずに巻くことができます。

シンプルだからこそ
本わさび本来の
美味しさを楽しめます。

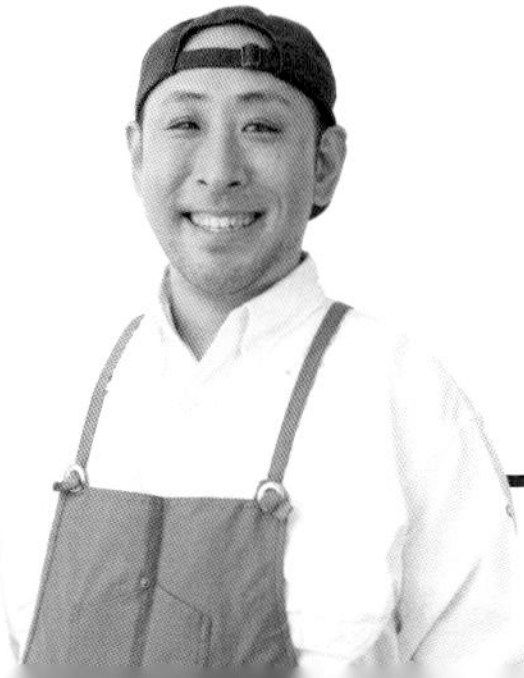

SALAD

＼絶品／

サラダ

わさびごぼうサラダ

土っぽい風味が共通するごぼうとわさびの組み合わせ。彩り良い作り置きサラダです。

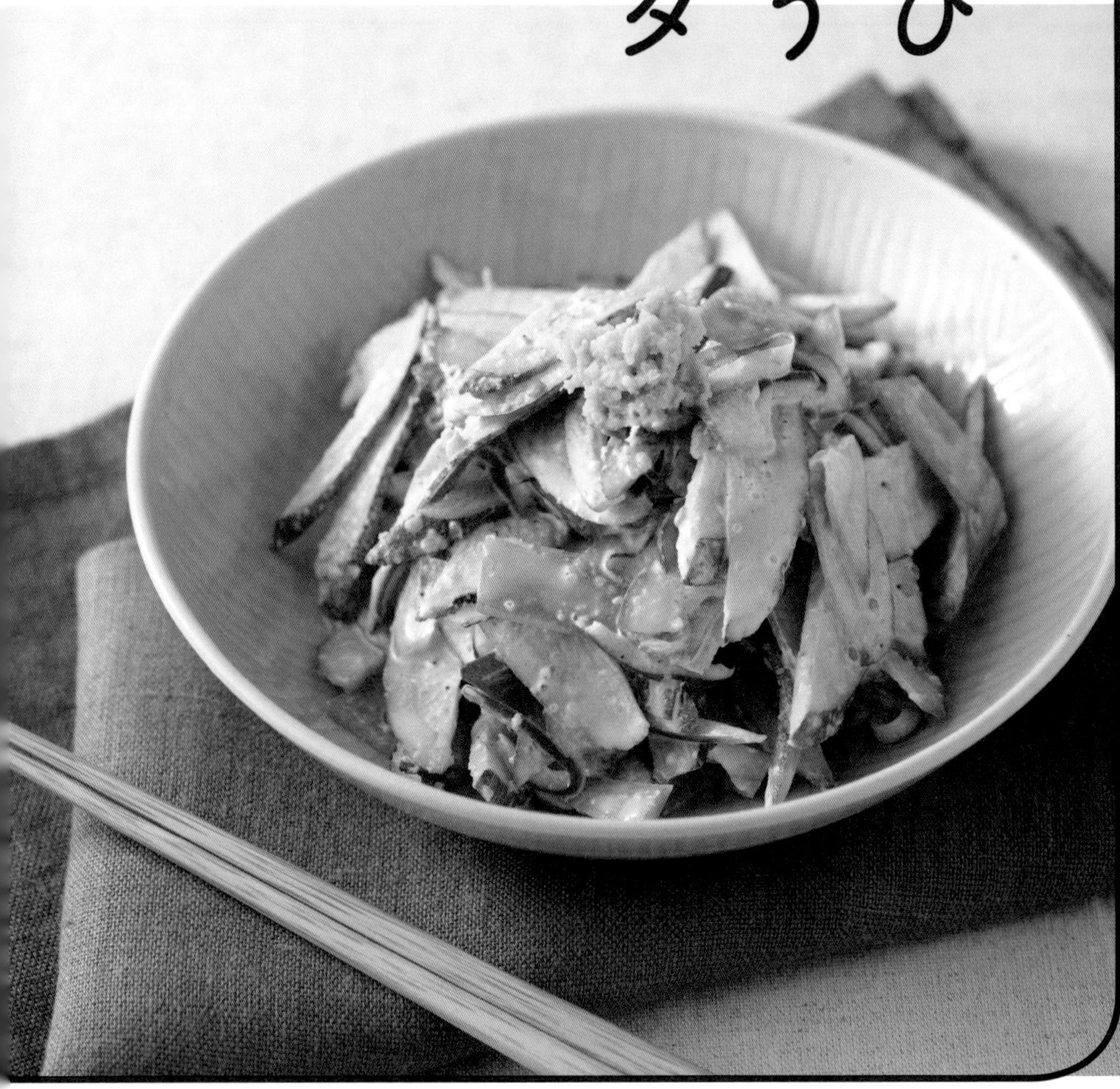

材料

おろしわさび…… 小さじ1
紫玉ねぎ…… 1/2個
塩…… 小さじ1/4
ごぼう…… 200ｇ
にんじん…… 4㎝
マヨネーズ…… 大さじ6
おろしわさび…… 適宜

A
酢…… 大さじ1
砂糖…… 大さじ1/2
塩…… 小さじ1/4

作り方

1 玉ねぎを繊維と平行に薄切りにして塩（小さじ1/4）をまぶして5分ほどおき、軽くもんで水気を絞り、Aを絡めておく。

2 ごぼうは縦半分に切ってから2〜3㎜幅の斜め薄切りに、ニンジンは2〜3㎜幅の短冊切りにする。

3 鍋にごぼうを入れ、かぶるくらいの水を注いで火にかける。煮立ったらニンジンを入れて1分ほど茹でてザルに上げる。

4 3を玉ねぎのボウルに入れて、マヨネーズとわさび（小さじ1）を混ぜる。

5 わさび（適宜）をのせていただく。

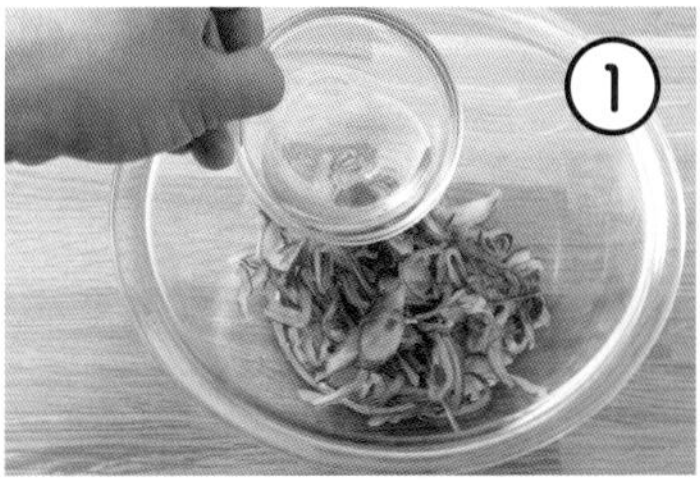

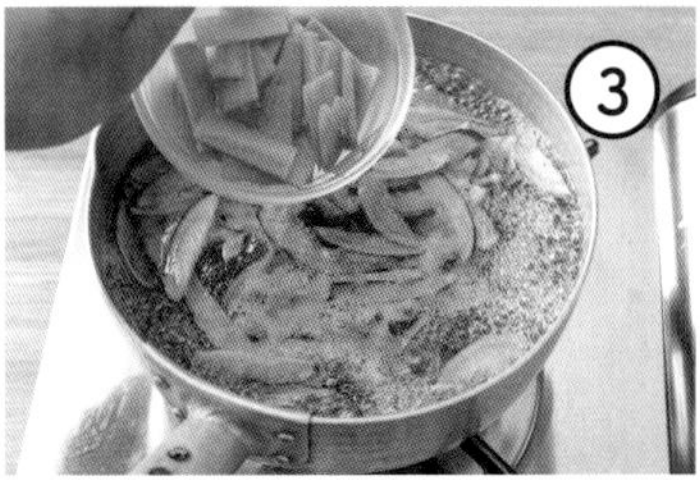

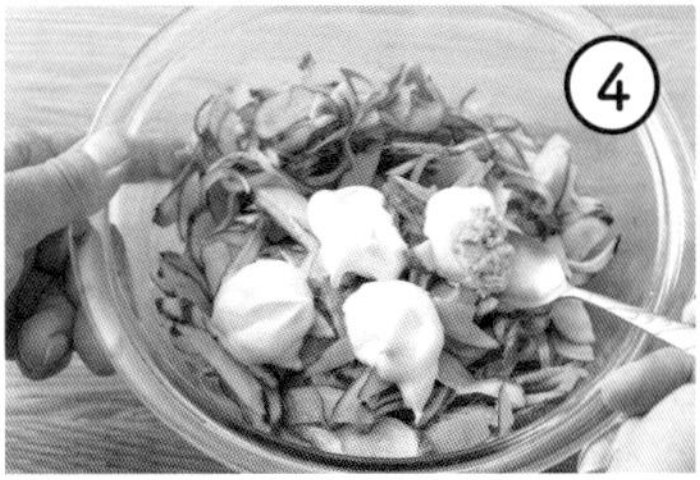

OKAZU
＼絶品／
おかず

わさびチキン南蛮

わさびの風味を引き立てる
ヨーグルトを使った
タルタルソースで、
爽やかな味わい。

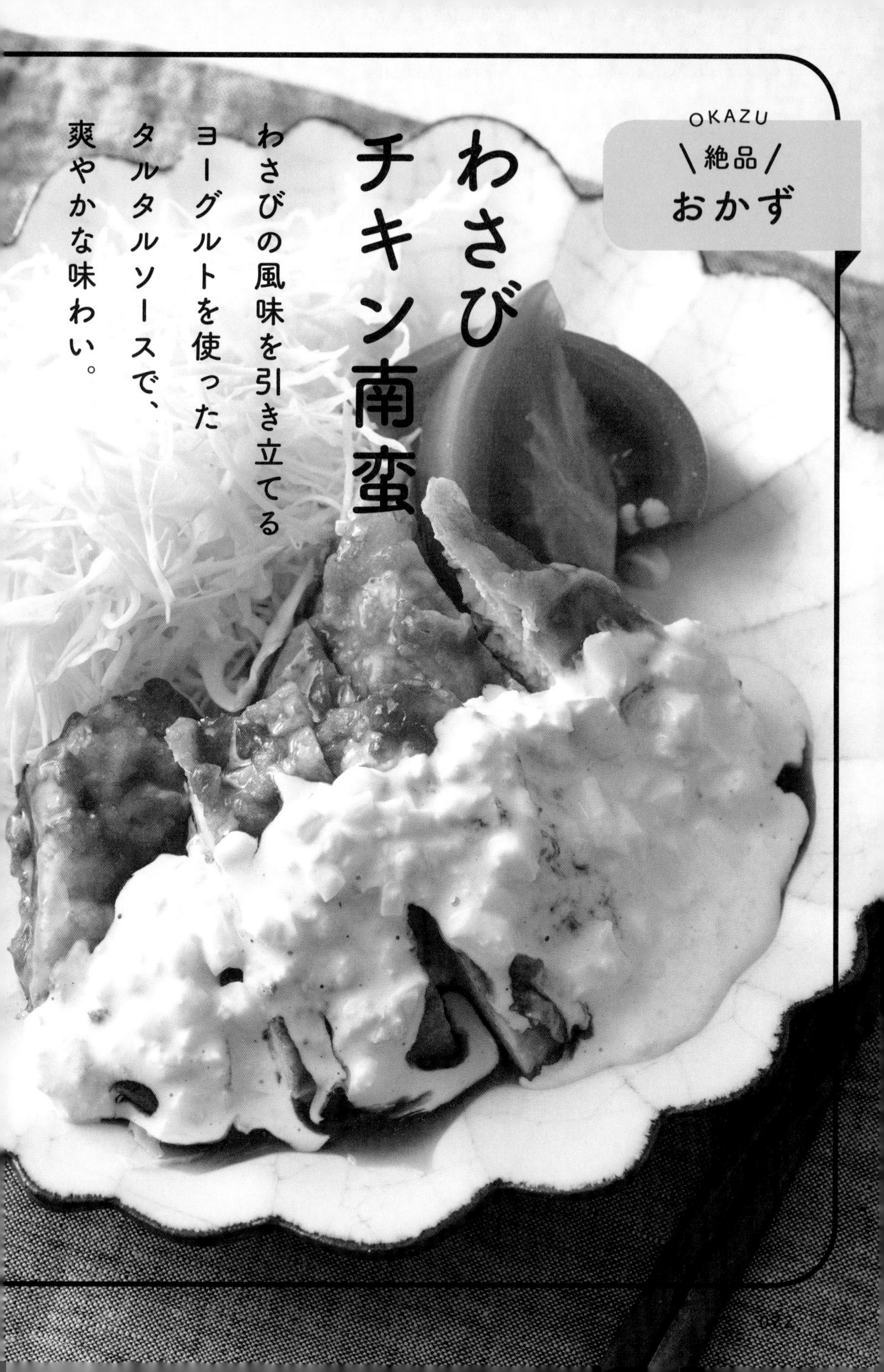

材料

おろしわさび…… 小さじ1
鶏胸肉…… 1枚
ゆで卵…… 1個
小麦粉…… 大さじ2
溶き卵…… 1個
揚げ油…… 適量
せん切りキャベツ…… 適量
トマト（くし形切り）…… 適量

A | マヨネーズ…… 大さじ2
  | ヨーグルト…… 大さじ2
B | 水…… 大さじ4
  | 醤油…… 大さじ2
  | 酢…… 大さじ2
  | 砂糖…… 大さじ2
C | 片栗粉…… 大さじ1/2
  | 水…… 大さじ1
D | 塩・こしょう…… 各少々

作り方

1 ゆで卵を粗みじん切りにし、わさびとAと合わせてわさびタルタルソースを作る。

2 Bを煮立ててから、混ぜたCを加えて甘酢あんを作る。

3 鶏肉を4等分のそぎ切りにして、厚い部分は切り開く。

4 鶏肉にDを振り、小麦粉をまぶしつける。

5 揚げ油を中温に熱し、鶏肉に溶き卵を絡めて3〜4分揚げる。

6 鶏肉に甘酢あんを絡めてから食べやすく切って器に盛る。

7 キャベツとトマトを添え、わさびタルタルソースをかける。

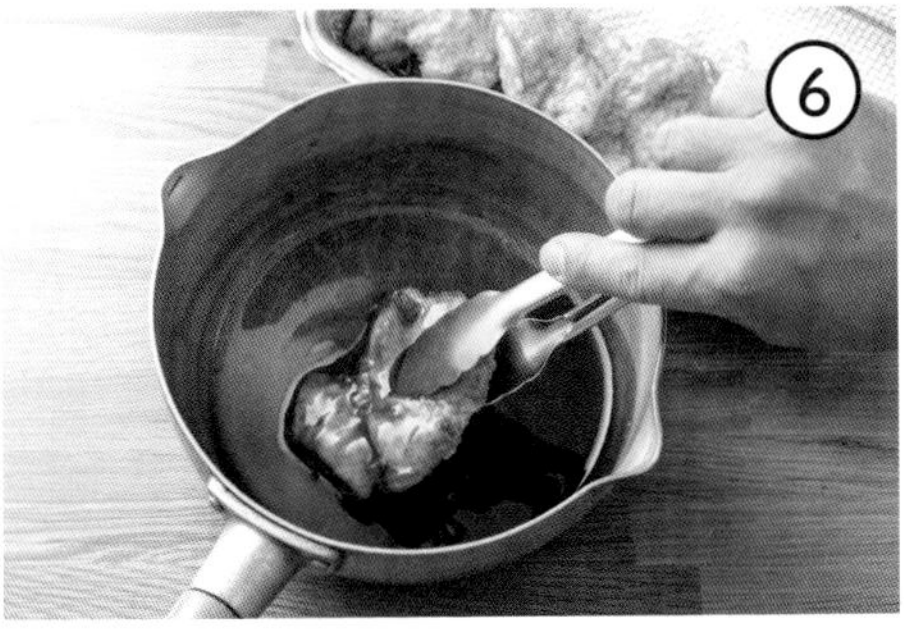

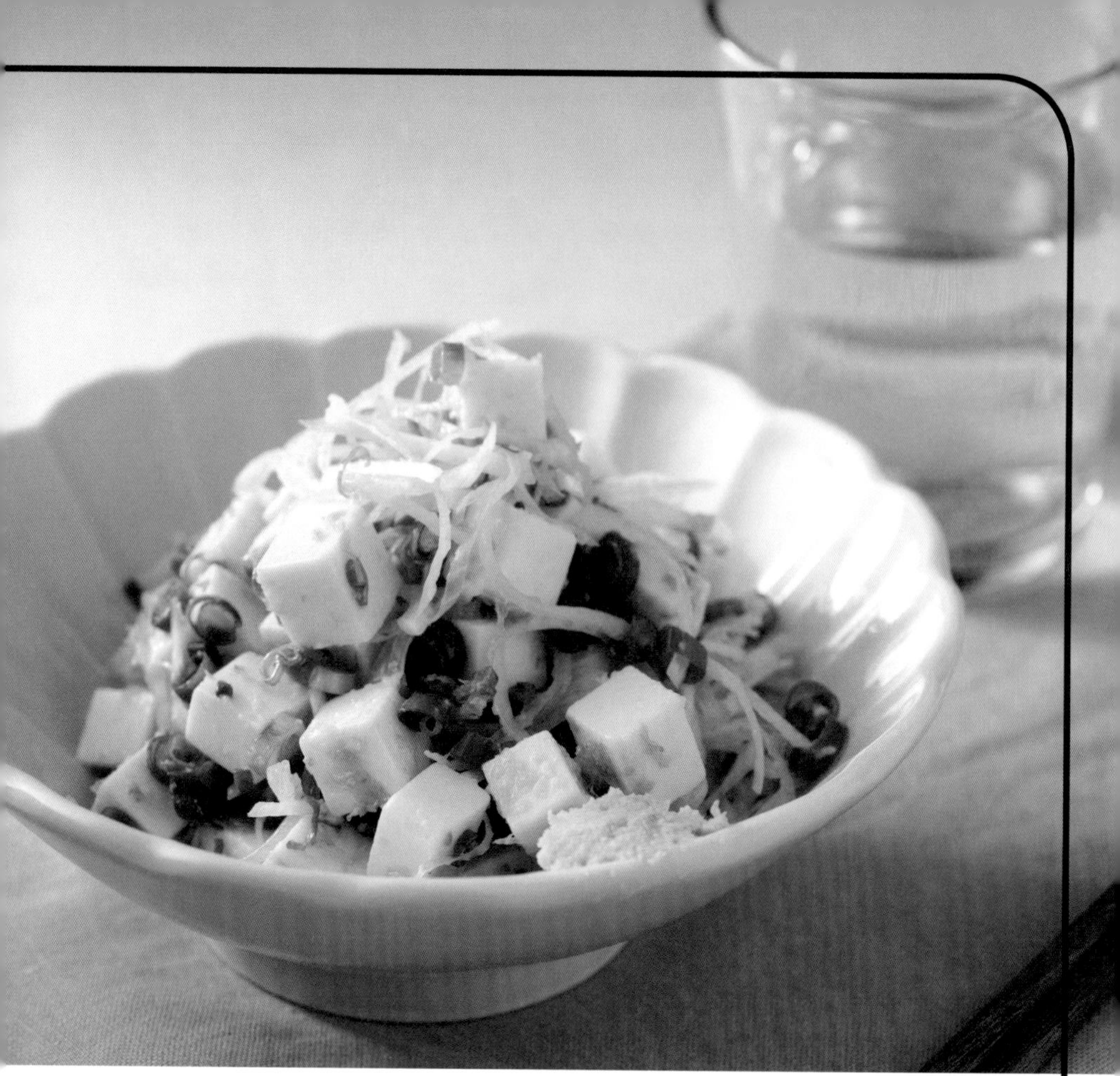

OTSUMAMI
＼絶品／
おつまみ

わさびねぎチー

わさびとねぎ、チーズでささっと作れるから、家飲みで活躍するお手軽レシピです。

材料

おろしわさび…… 小さじ1
プロセスチーズ…… 100ｇ
長ねぎ…… 10㎝
細ねぎ…… 6本
かつお節…… 1パック（2ｇ）
醤油…… 適宜
おろしわさび…… 適宜

A
ごま油…… 小さじ2
塩…… 少々

作り方

1 長ねぎは縦に切り目を一本入れて芯を除き、斜め薄切りにして水にさらす。細ねぎは小口切りにする。

2 チーズは1㎝角のさいの目に切る。

3 ボウルにAとわさび（小さじ1）を混ぜ、チーズと1のねぎを和える。

4 かつお節を加えて和え、器に盛る。

5 わさび（適宜）を添え、好みで醤油をかけていただく。

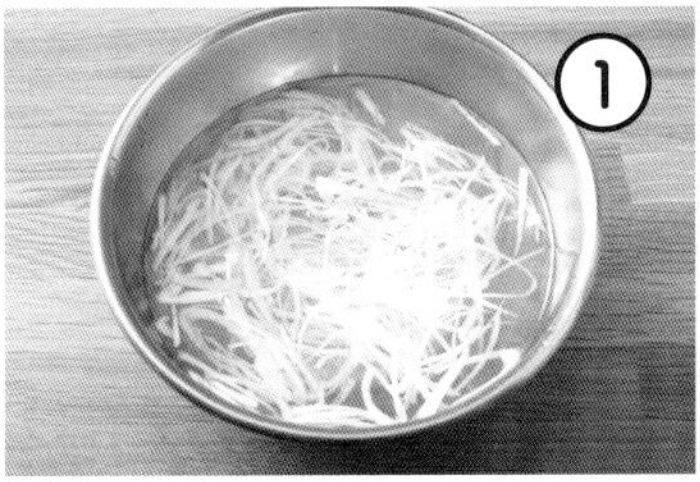

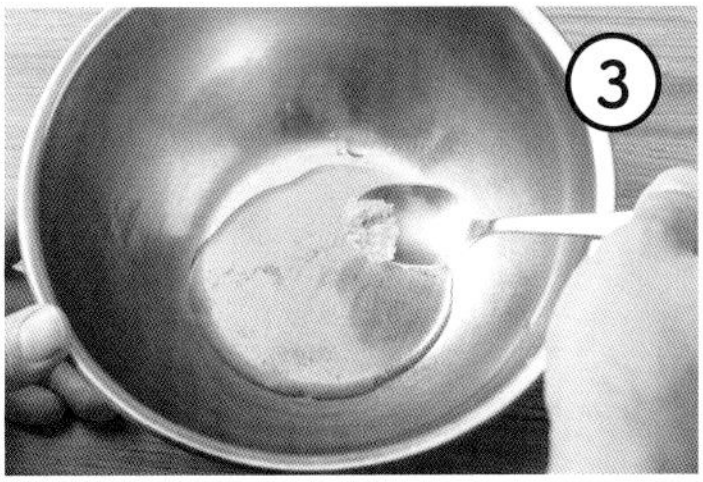

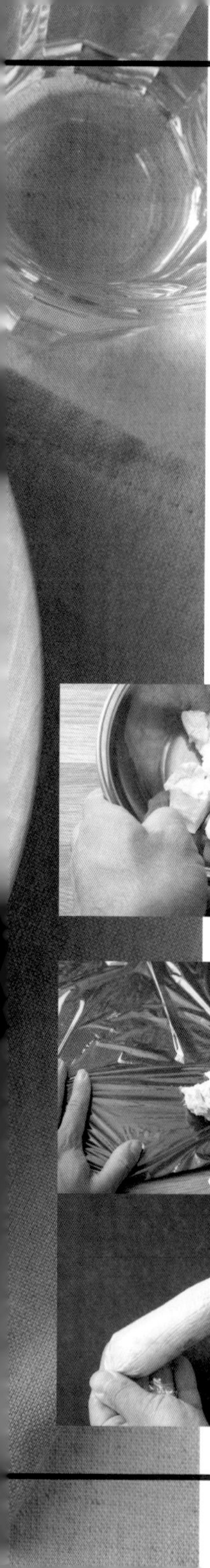

OTSUMAMI
＼絶品／
おつまみ

わさびバター

レーズンバターならぬ
わさびバター。
お酒のおともに
ぴったりのおつまみです。

材料

おろしわさび……小さじ5
バター……50ｇ
クリームチーズ……30ｇ
クラッカー（塩せんべいでも可）……適量
枝付きレーズン……適宜
ミックスナッツ……適宜

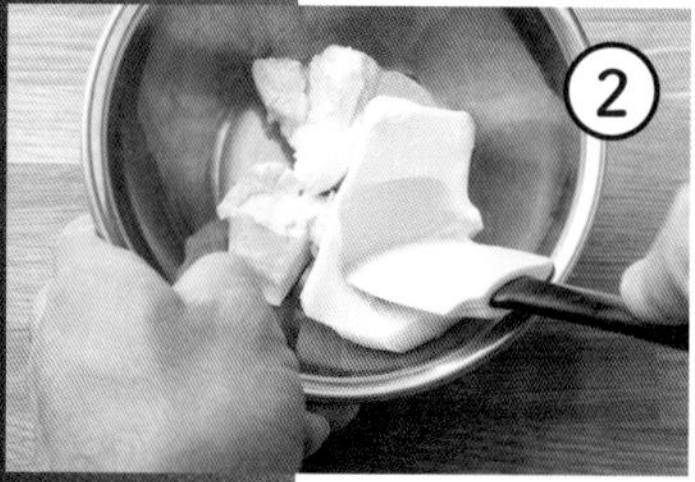

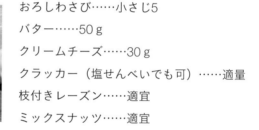

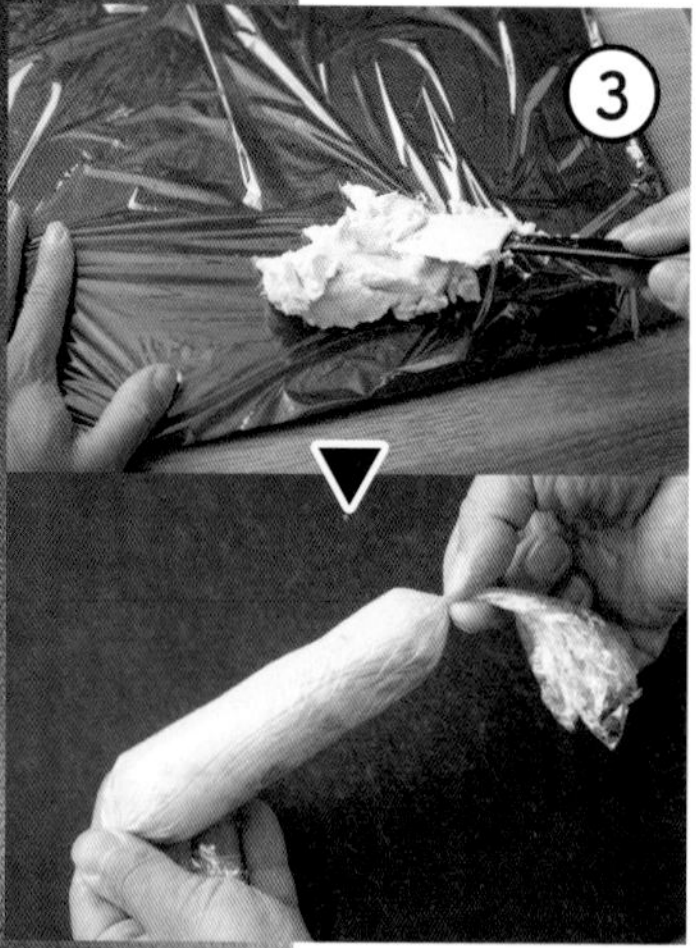

作り方

1 バターとクリームチーズを常温に戻す。

2 ゴムベラで潰れる程度のやわらかさになったら、わさびと混ぜる。

3 ラップに広げて、直径2〜3㎝の棒状に丸めて冷蔵庫で冷やし固める。

4 食べやすい大きさに切り、クラッカーなどに添える。お好みで枝付きレーズンやミックスナッツと合わせていただく。

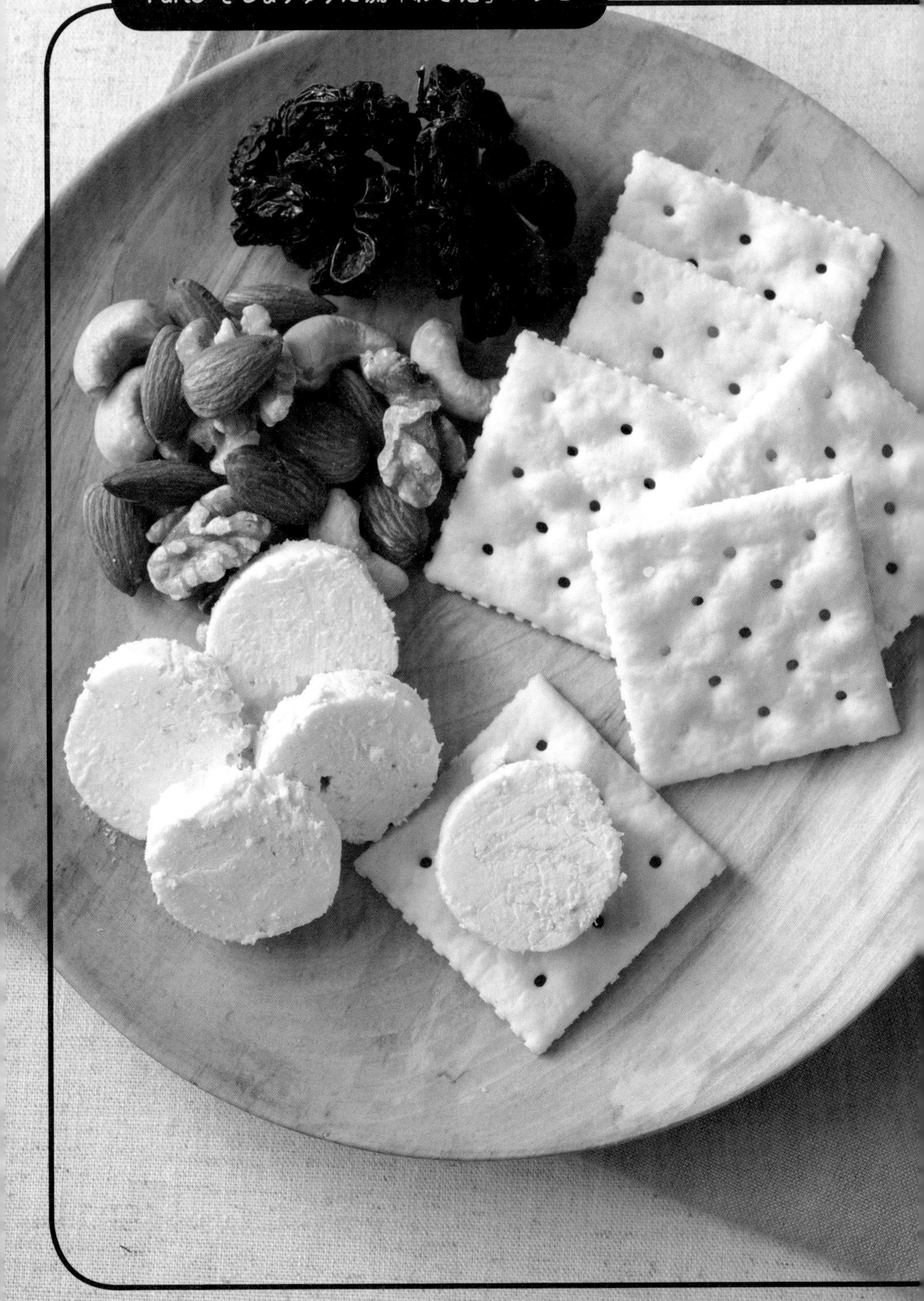

SOUP

\絶品/

スープ

冷製わさび豆腐ポタージュ

豆腐をミキサーにかけるだけの手軽な冷製ポタージュ。わさびの風味が楽しめます。

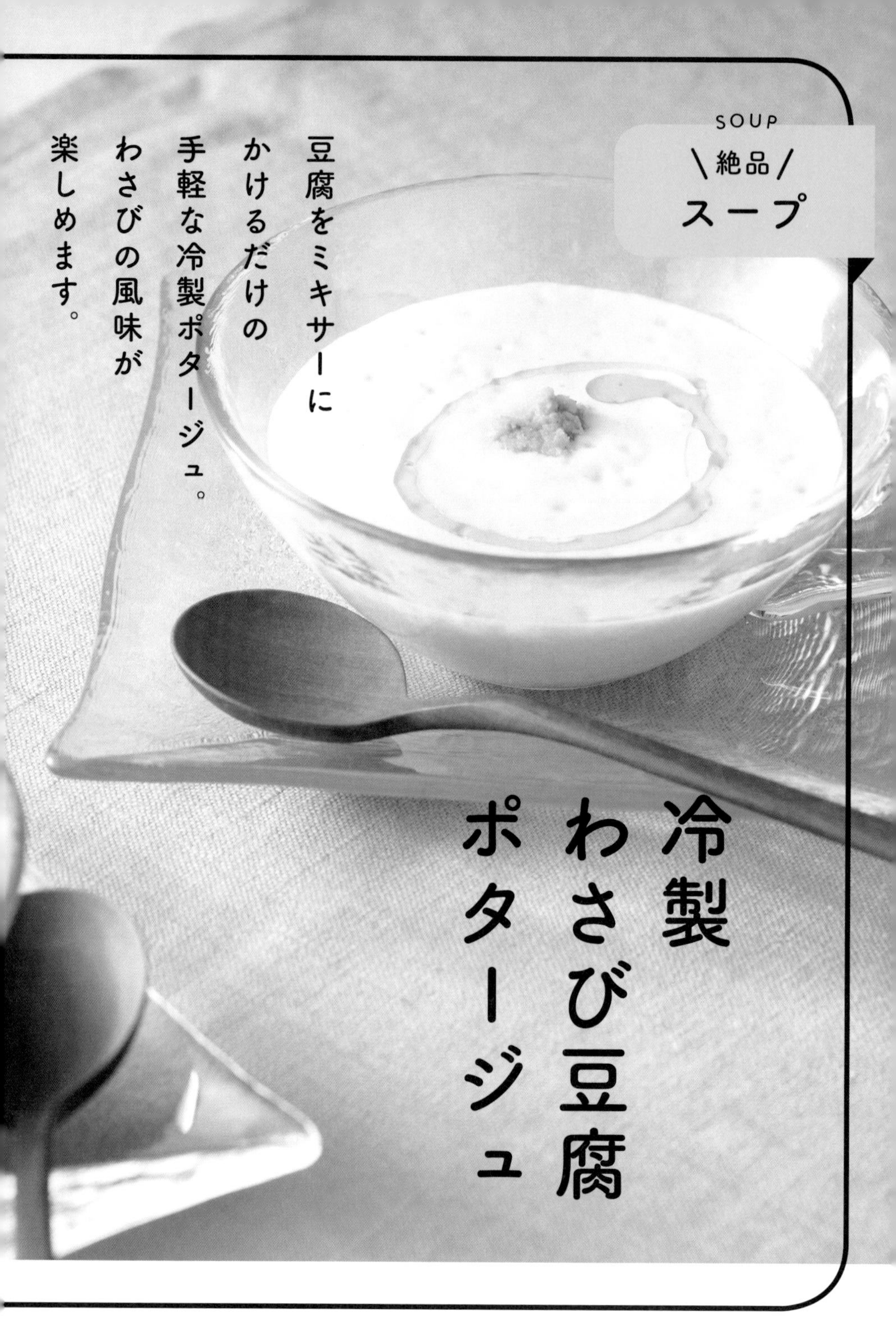

作り方

1 豆腐とAをミキサーにかけ、だしを少しずつ加えながら撹拌する。

2 1にわさび（小さじ1/2）を加えて撹拌する。

3 器に盛り、わさび（適宜）をのせ、オイルをかける。

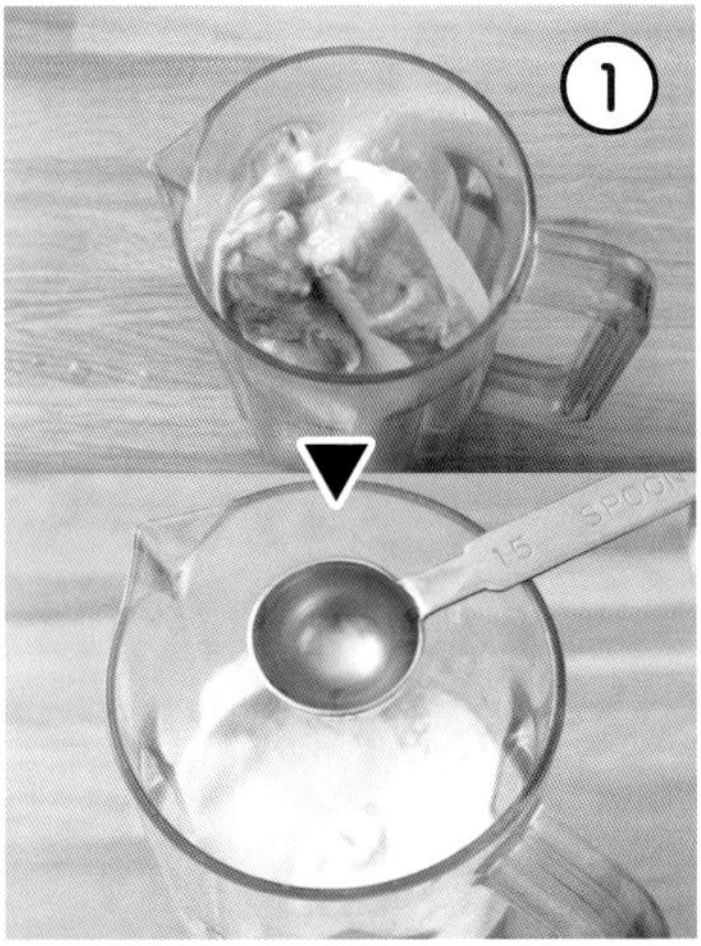

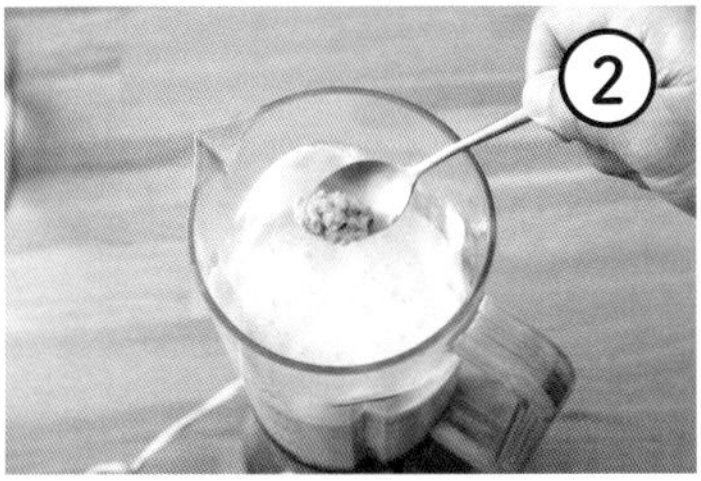

材料

おろしわさび……小さじ1/2
絹豆腐……1丁（400g）
だし汁……大さじ6
オリーブオイル……小さじ1
おろしわさび……適宜

A
白味噌……大さじ2
白練りごま……大さじ2
塩……小さじ1/4

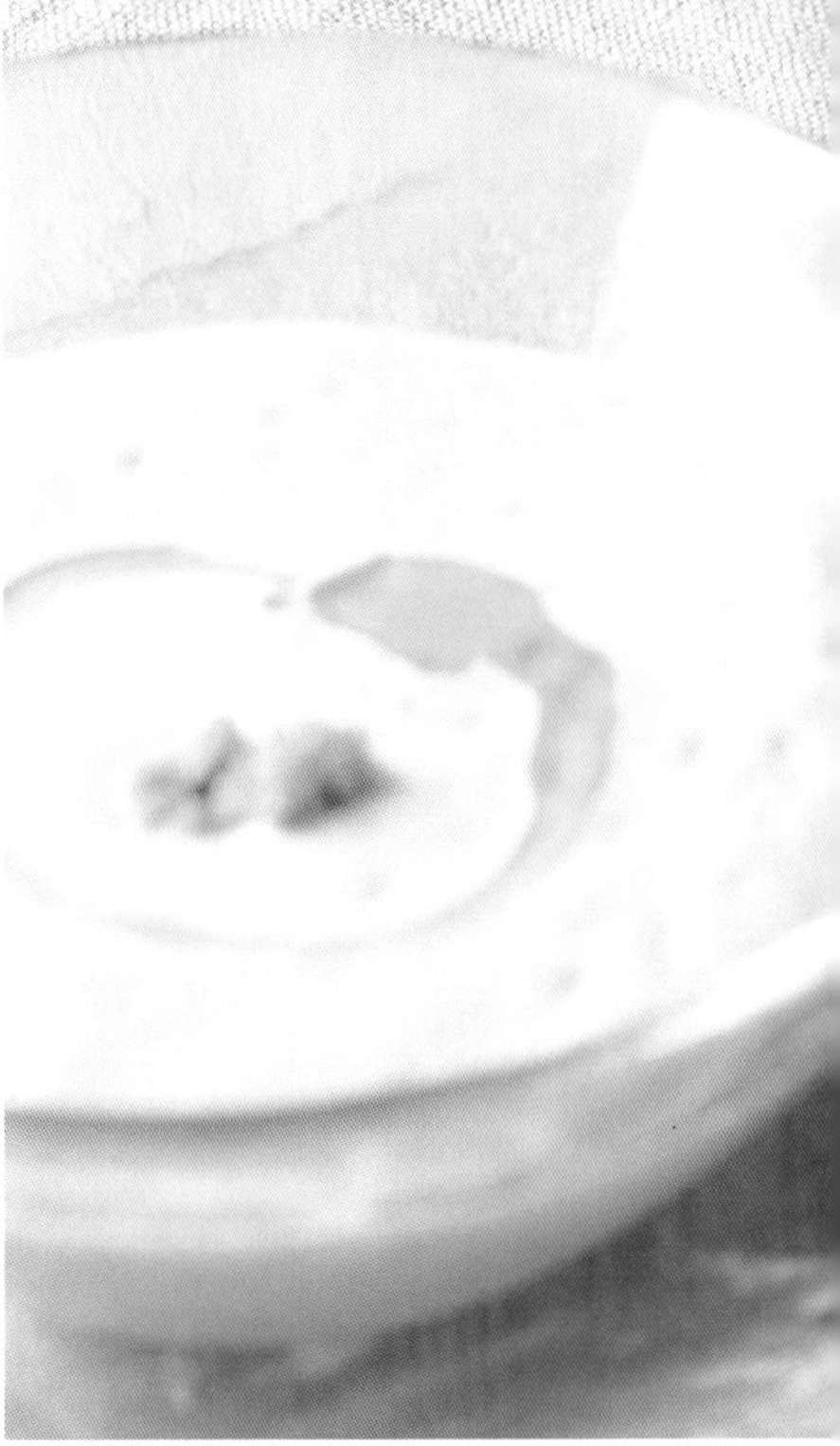

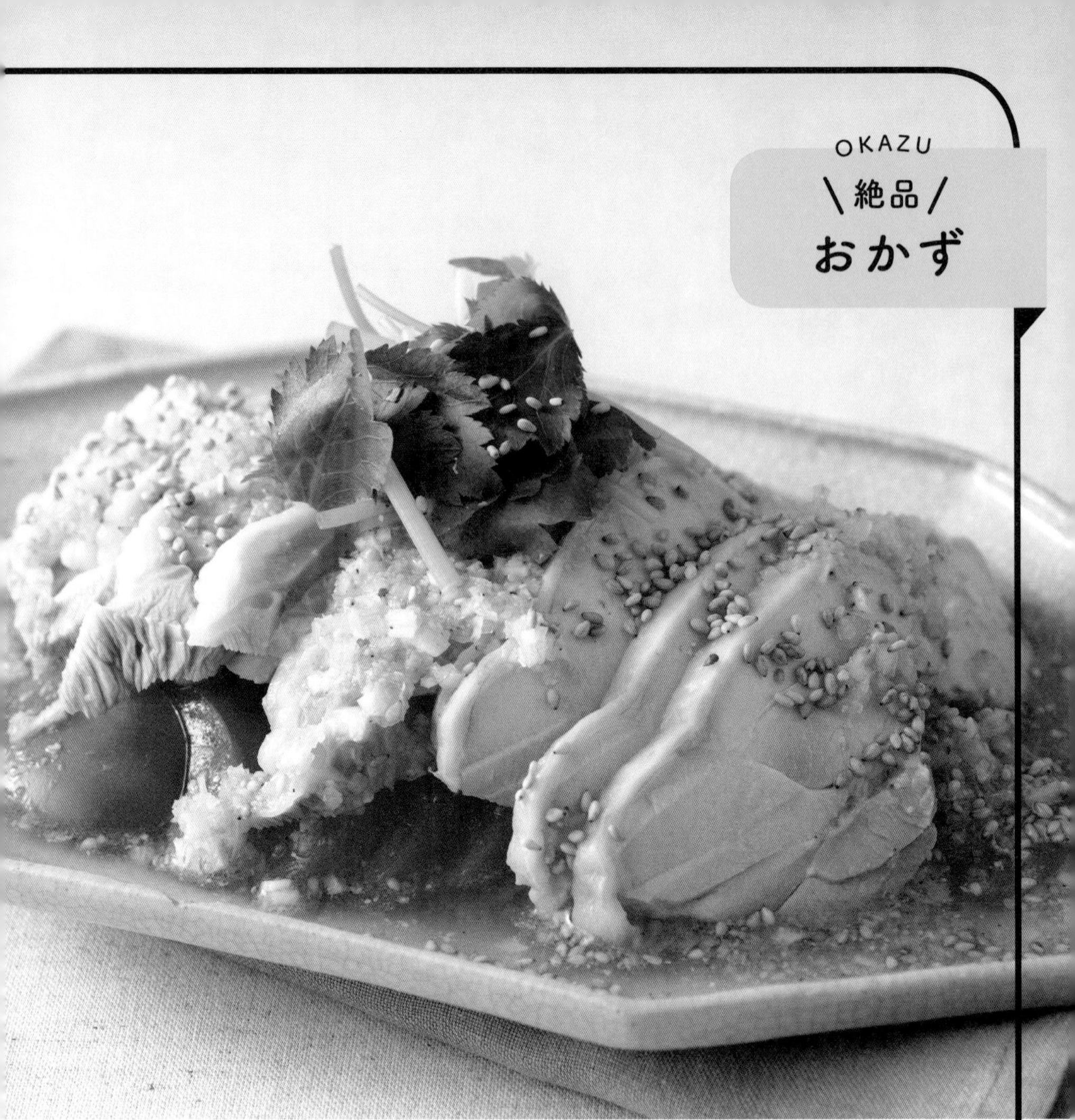

OKAZU
\絶品/
おかず

わさび塩よだれ鶏

中華の人気料理を
唐辛子ではなく
わさびで。
わさびの
万能っぷりを
ご賞味あれ。

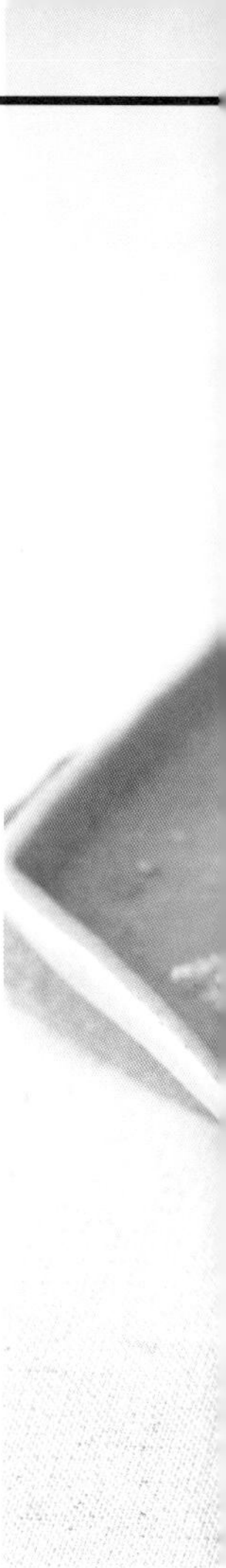

材料

おろしわさび……小さじ1
鶏もも肉……1枚
糸三つ葉……適量
トマト……1個
長ねぎ……8cm
白すりごま……小さじ2
白いりごま……小さじ2
水……600mℓ

A
酒……大さじ3
塩……小さじ1/2

B
鶏の茹で汁……大さじ6
太白ごま油……大さじ2
酢……大さじ1
砂糖……小さじ2
ラー油……小さじ1
塩……小さじ1/4

作り方

1 鍋に水（600mℓ）を入れて火にかけ、沸騰したらAと鶏肉を入れる。再度煮立ったら弱火で2分ほど茹でて火を止め、フタをして、余熱で火を通しながらそのまま冷ます。

2 トマトは半分に切ってから5mm幅の薄切りにする。

3 長ねぎは芯を除いて2〜3mm角のみじん切りにする。

4 Bと3のねぎを混ぜてラップをしてレンジで1分温め、砂糖が溶けたら、わさびとすりごまを混ぜてタレを作る。

5 鶏肉を薄切りに、三つ葉はざく切りにする。

6 器にトマトを敷いて鶏肉をのせ、タレといりごまをかけ、三つ葉を添える。

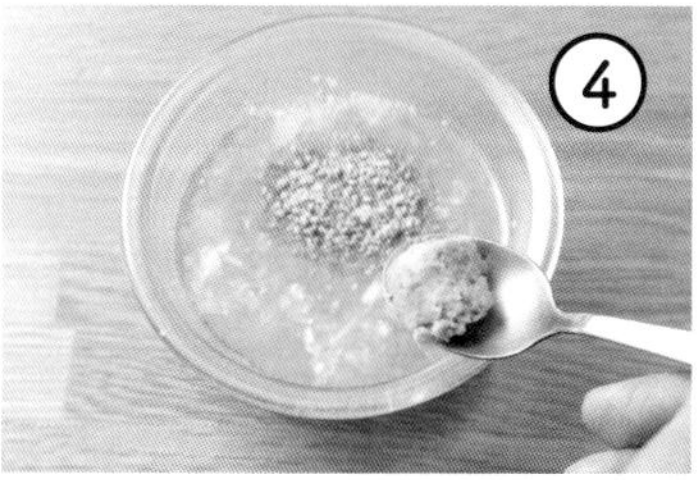

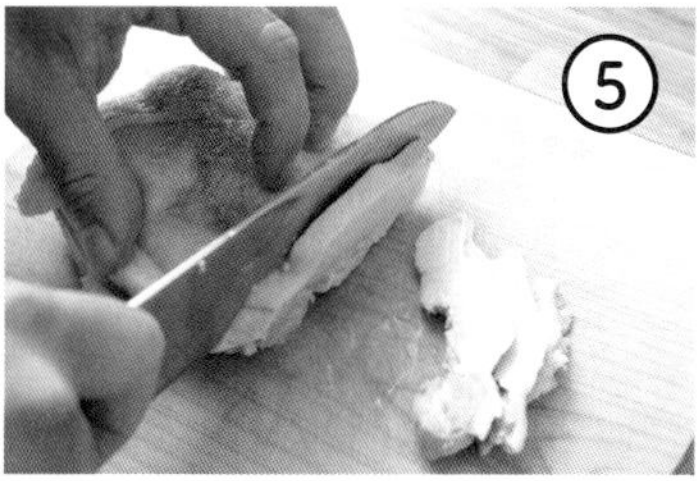

OKAZU
＼絶品／
おかず

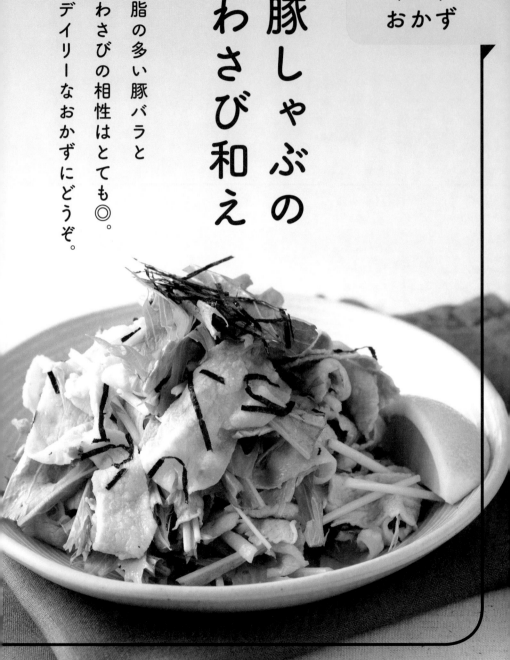

豚しゃぶのわさび和え

脂の多い豚バラと
わさびの相性はとても◎。
デイリーなおかずにどうぞ。

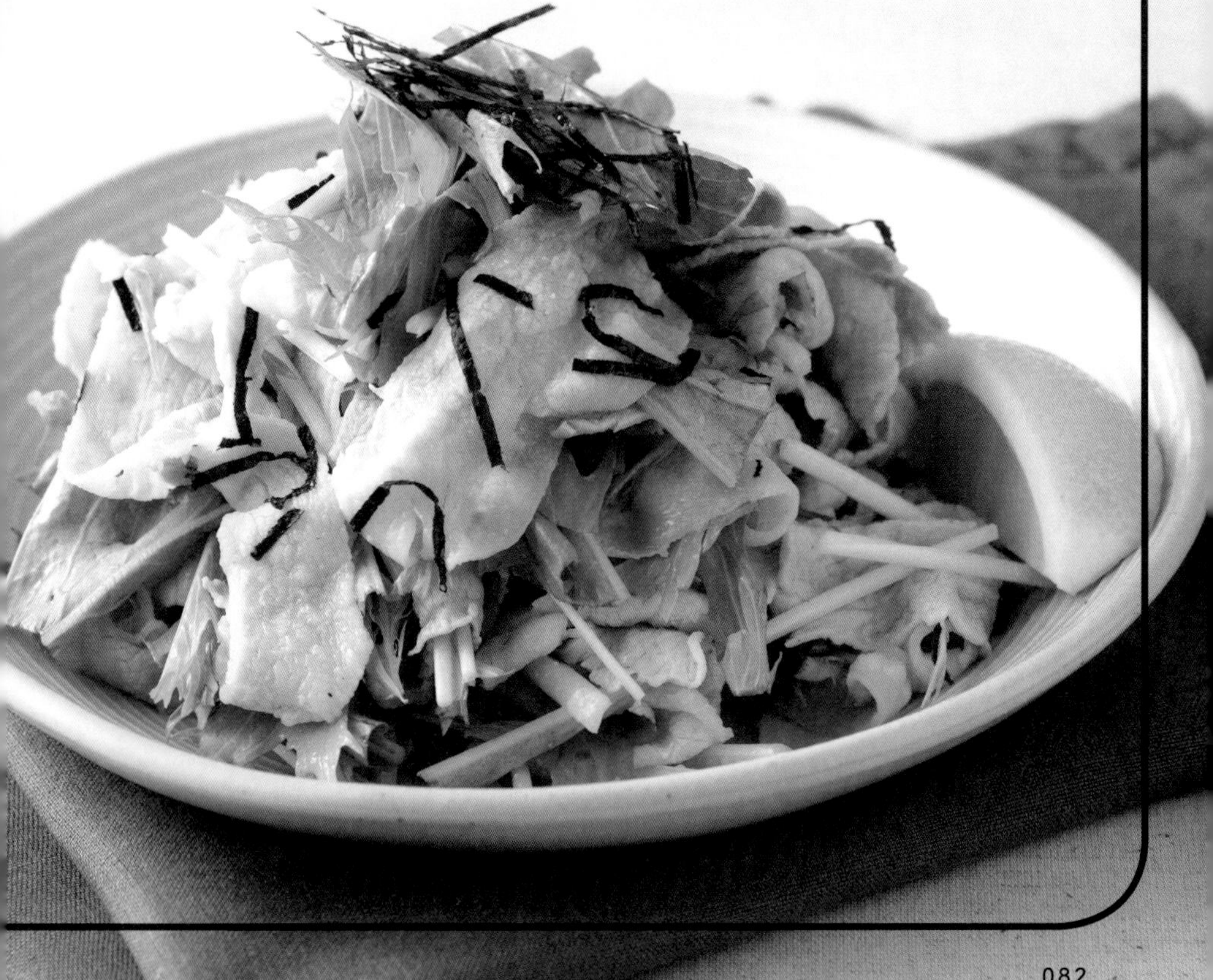

材料

おろしわさび……小さじ1
豚バラ肉しゃぶしゃぶ用……150ｇ
水菜：1/2パック
細切り海苔……適量
カットレモン……適量

A
ごま油……小さじ2
砂糖……小さじ1/2
塩……小さじ1/4

作り方

1 水菜は4cm長さに切る。

2 大きめのボウルにわさびとAを混ぜる。

3 鍋に熱湯を沸かして火を弱め、豚肉を低温でしゃぶしゃぶして水気を切る。熱いうちに2のボウルに入れて和える。

4 水菜を加え混ぜて器に盛り、海苔をかけ、レモンを添える。

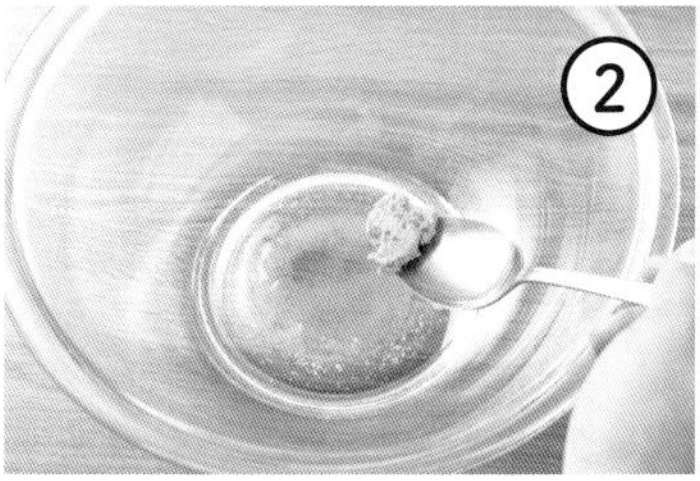

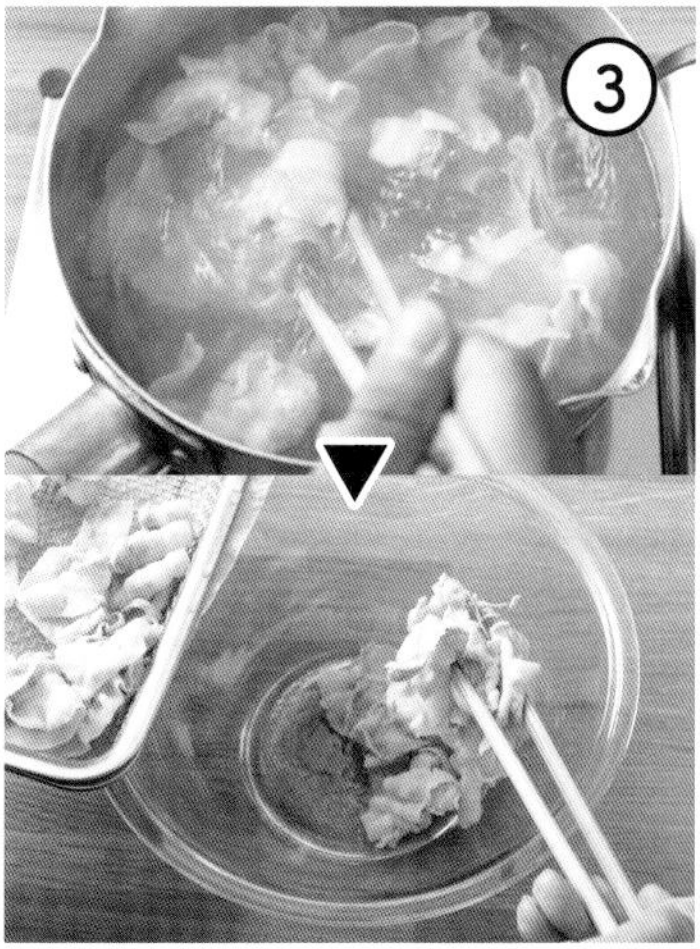

わさびを和えることで、
より爽やかな
味わいになります。

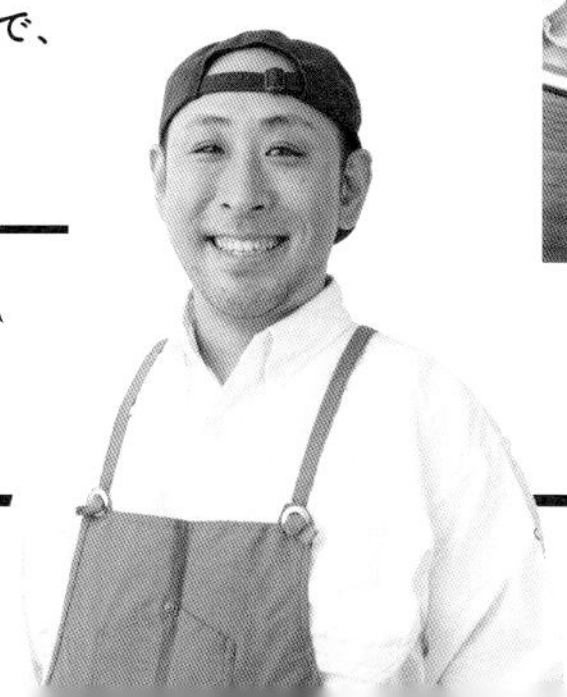

SPICES
＼絶品／
調味料

塩わさびダレ

わさびと塩、オイルで
作る万能調味料。
そばはもちろん、
ご飯にかけるだけでも最高。

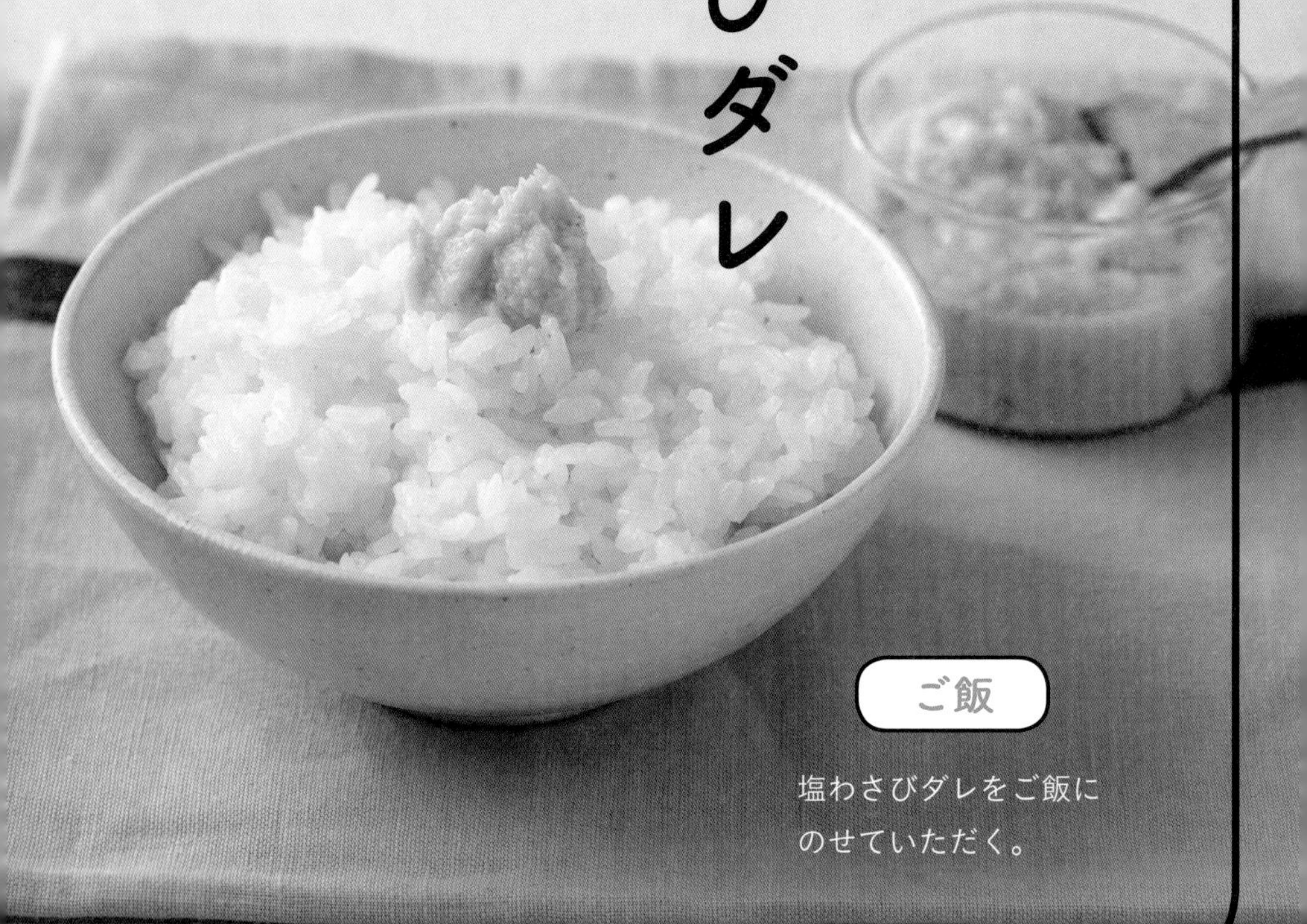

ご飯

塩わさびダレをご飯に
のせていただく。

材料

おろしわさび……小さじ4
塩……小さじ1/3
オイル（太白ごま油などクセのないもの）……50mℓ

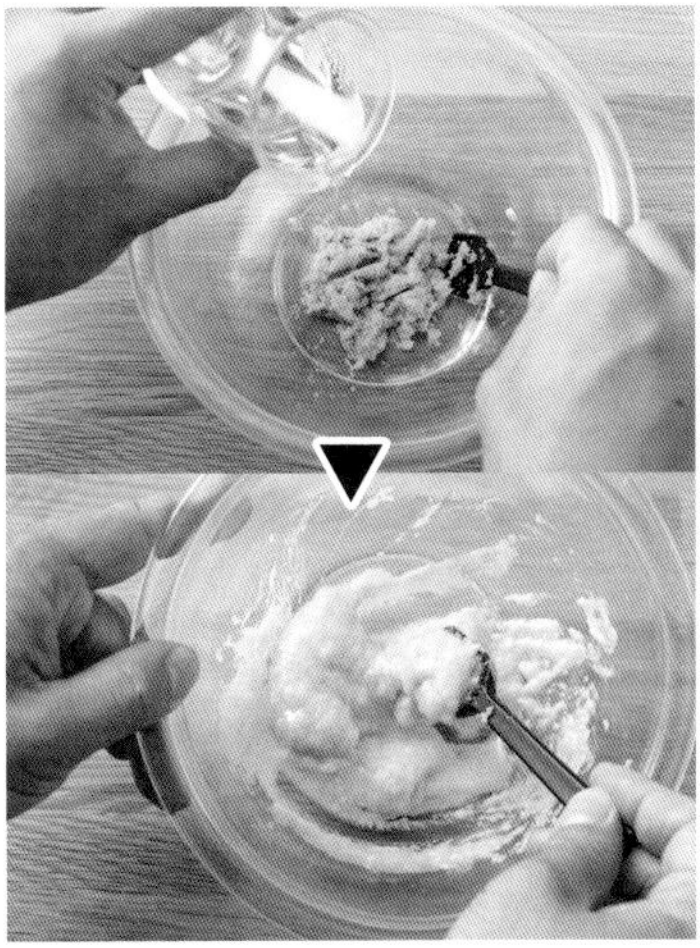

作り方

わさびと塩を混ぜ、オイルを少しずつ加えながらドロッとするまで混ぜる。

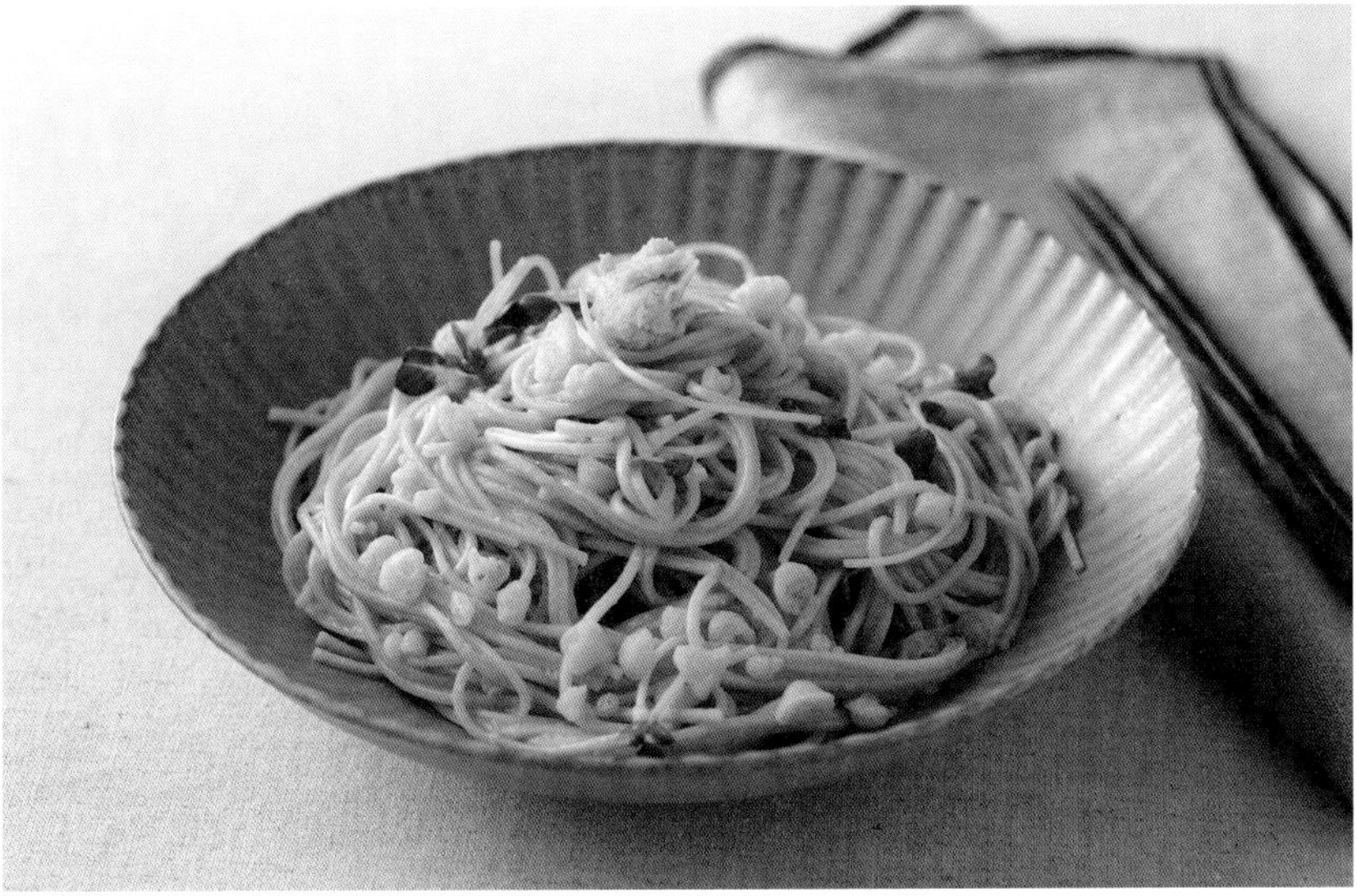

そば

そばを茹でて水で締め、水気を切って塩わさびダレを絡める。味見して薄ければ塩を混ぜる。カイワレと揚げ玉、わさびをのせていただく。

Column

本わさびの特徴をおさえて好みに合わせて調理する

本わさびは様々な料理や素材との相性が良く、オリジナルのレシピに挑戦してみるのもおすすめ。その際、おさえておきたいのが、本わさびの辛味成分は揮発性であるということ。辛味をしっかり味わいたいなら、できるだけ熱処理をしないことがポイントです。また、辛味をマイルドにしたいなら、オイルと混ぜ合わせるのが効果的です。

Point 1 本わさびの辛味は揮発するので熱処理をしない

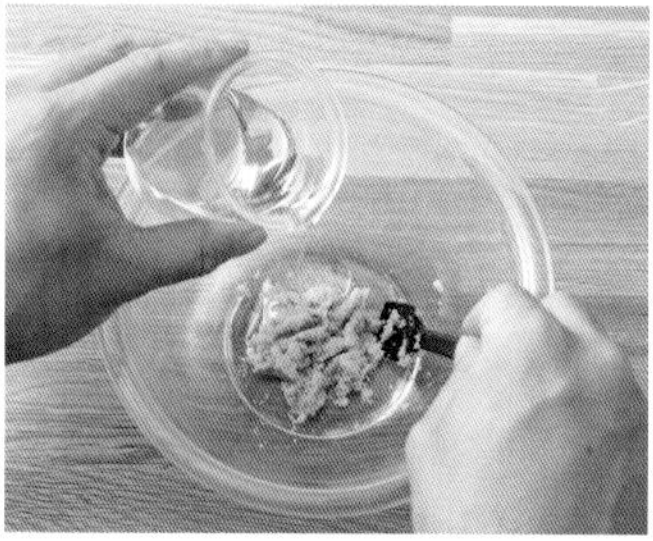

本わさびの美味しさの大事な要素である辛味。本わさびに含まれる辛味成分は揮発性なので、熱を加えるとあっという間に辛味が飛んでしまいます。辛味をしっかり味わいたいということであれば、熱で辛味が飛ばないように加熱後の料理に使うのがいいでしょう。逆に、辛いのが苦手という人なら、あえて加熱前に本わさびを加えて辛味を飛ばすのもひとつの方法です。短時間の加熱なら辛味が飛び、香りを強く感じられます。また、健康成分は残るので問題ありません。

Point 2 本わさびは油を混ぜ合わせると辛味がマイルドになる

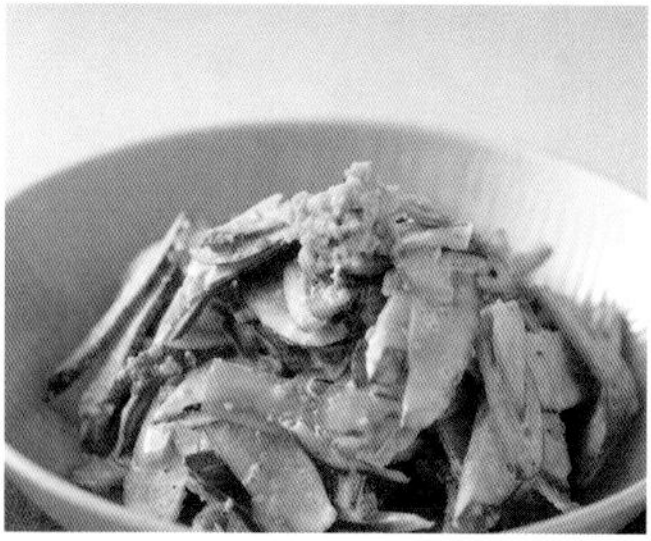

本わさびは油と混ざり合うと辛味成分が油でコーティングされるため、辛味がマイルドになります。脂ののったステーキやマグロの刺身とわさびの相性がバツグンなのは、辛味がマイルドになると同時に、素材の旨みを引き立ててさっぱりとさせてくれるから。そんな本わさびの特徴をうまく利用して調理するのもおすすめです。さらに、本わさびをオイルでコーティングすることで、辛味が飛びにくく、美味しさが長持ちするというメリットもあります。

Part4

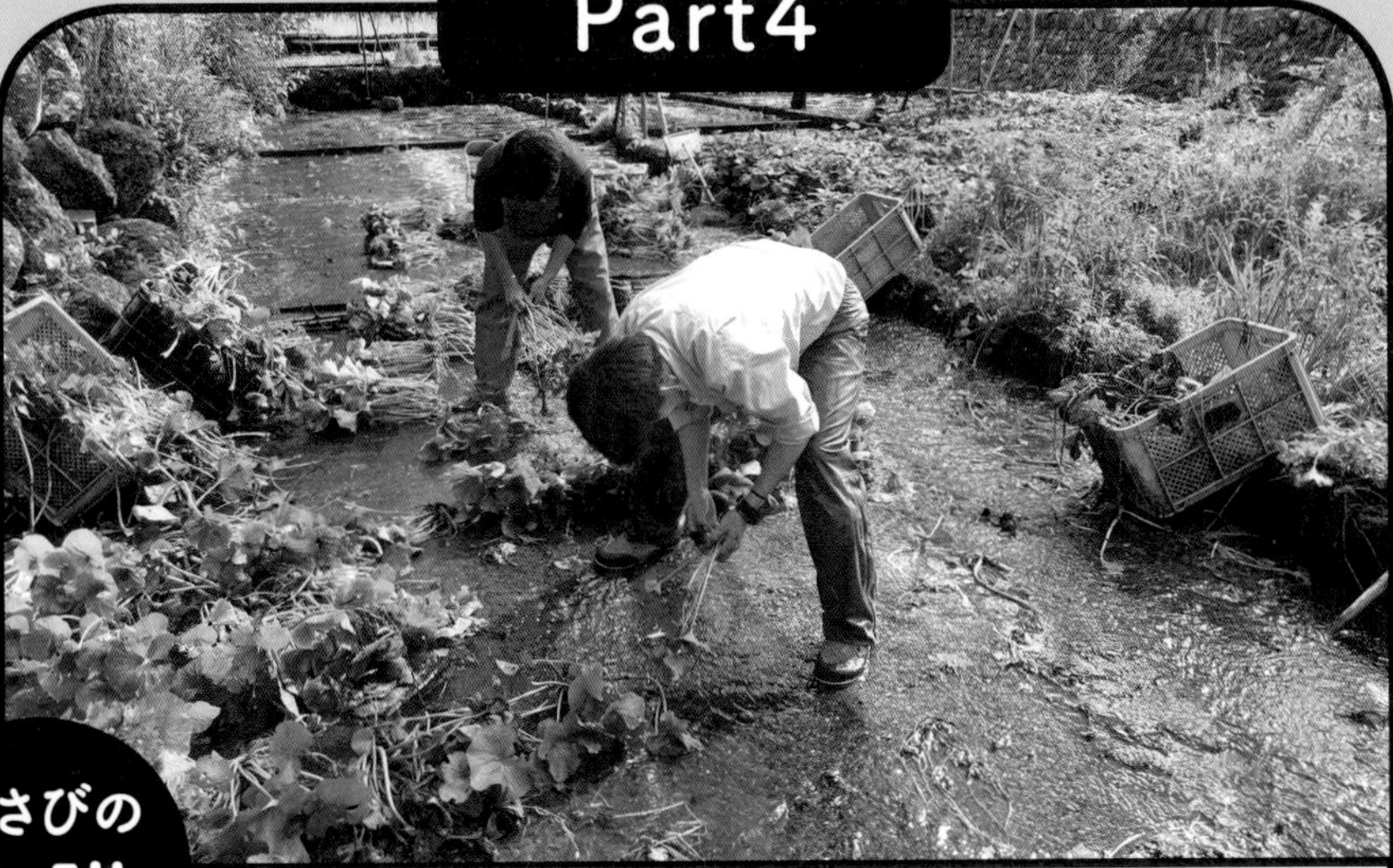

わさびの
知識

もっと知りたい！わさびのこと

わさびの種類って？ 歴史は？ どうやって作られる？
身近なわさびですが、知らないことはたくさんあるはず。
わさびをもっと知ることで、わさ活が充実します！

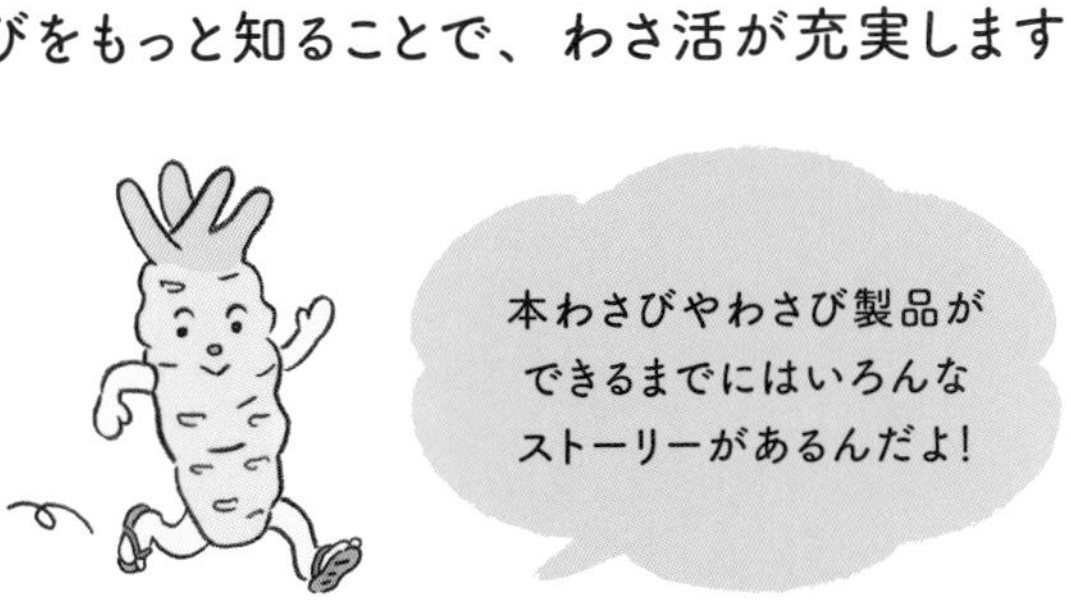
本わさびやわさび製品が
できるまでにはいろんな
ストーリーがあるんだよ！

わさびの種類を知ろう

一般的に馴染みの深い日本原産の本わさび

わさびの種類には、大きく分けて「本わさび」と「西洋わさび」の二つがあります。どちらもアブラナ科の植物ですが、本わさびはユートレマ(ワサビ)属、西洋わさびはセイヨウワサビ属と、それぞれ香りや辛さの度合い、栽培方法などに違いがあります。では、それぞれどのような特徴を持ち、どのような違いがあるのかを見ていきましょう。

本書で主役とも言える本わさびは日本原産の多年生植物です。同じ本わさびでも、山間地の湧き水や清流の流れる渓流で栽培される「沢わさび」と、湿気の多い涼しい土地の畑で栽培される「畑わさび」があります。一般的にわさびというと、沢わさびをイメージする人が多いのではないでしょうか。沢わさびの生育には水温8〜18℃が適しており、澄んだ豊富な水量を必要とすることから、日本でも静岡や長野、島根といった限られた場所で主に栽培される植物です。すりおろした本わさびは薄い緑色で、やや粘りがあり、鼻にツー

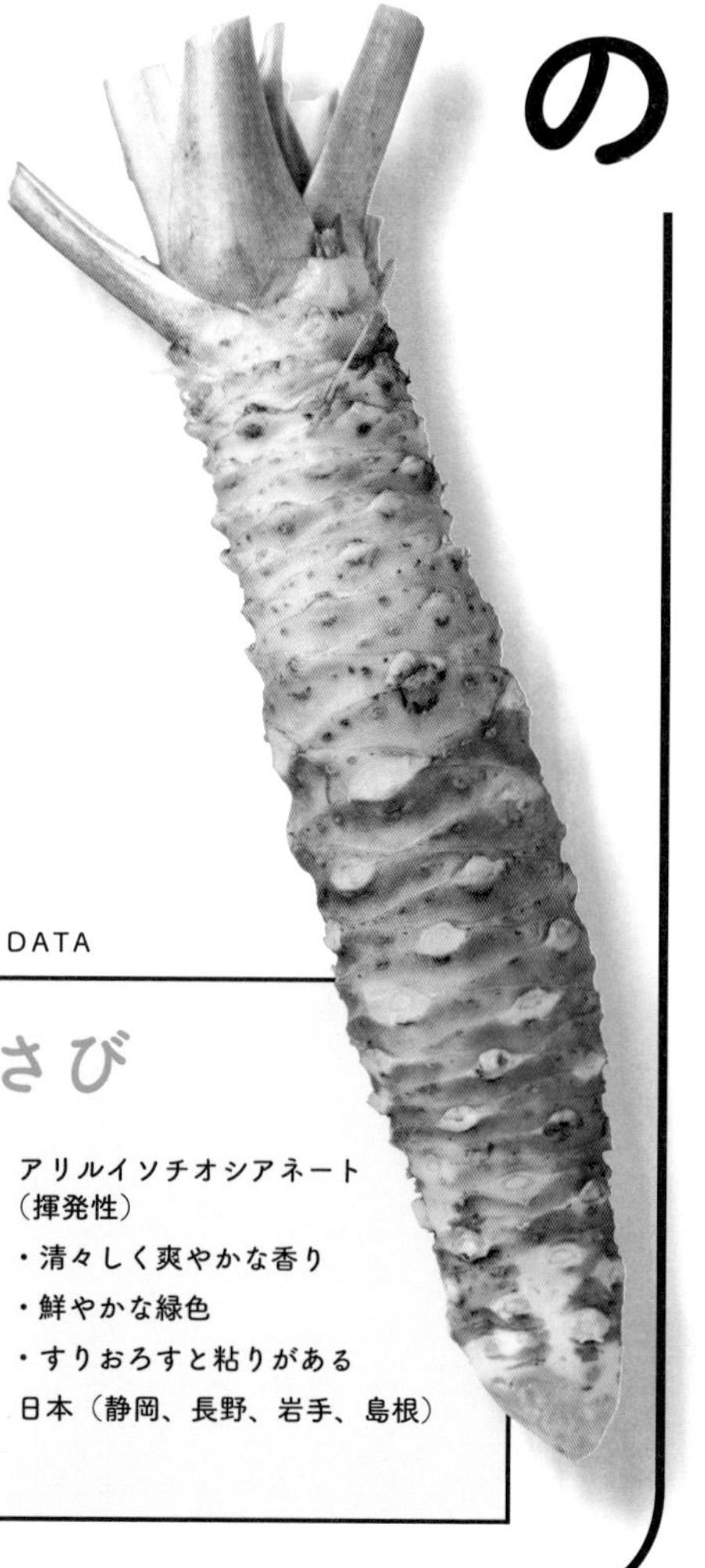

WASABI DATA

本わさび

辛味成分	アリルイソチオシアネート(揮発性)
主な特徴	・清々しく爽やかな香り ・鮮やかな緑色 ・すりおろすと粘りがある
主産地	日本(静岡、長野、岩手、島根)

ンと抜ける辛さと爽やかな香りが特徴です。

WASABI DATA

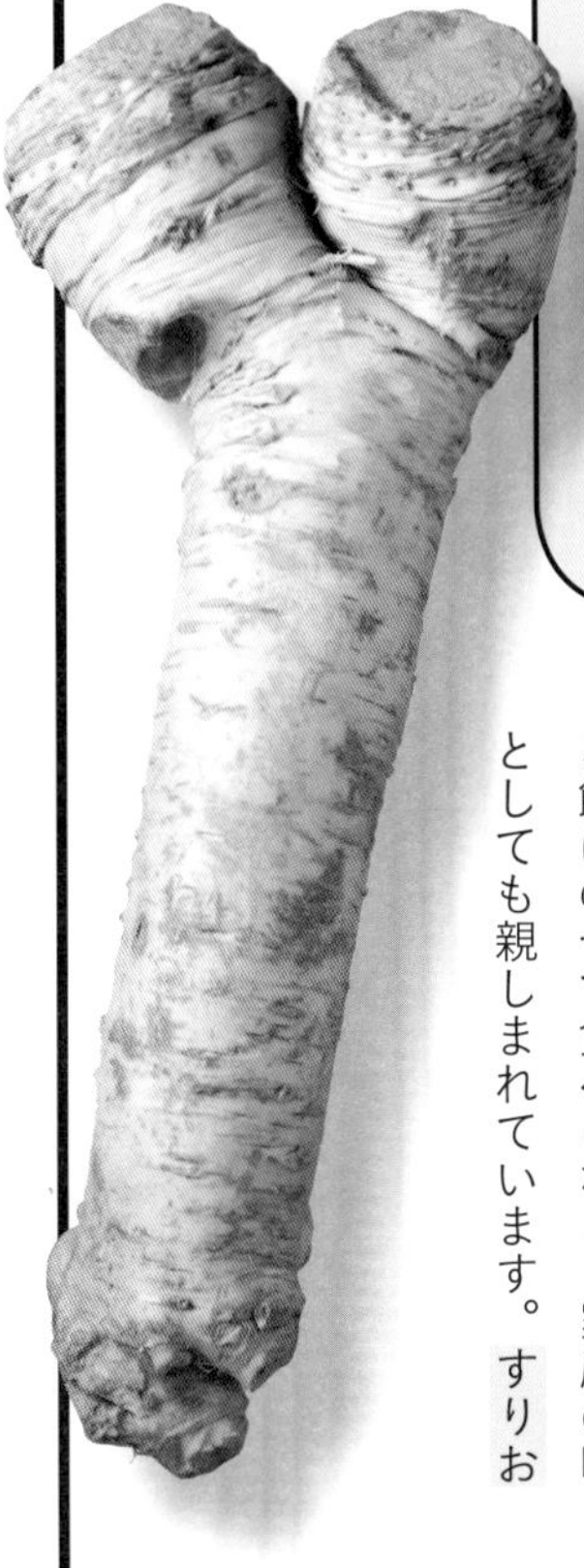

西洋わさび

辛味成分	アリルイソチオシアネート（揮発性）
主な特徴	・シャープで強い辛味 ・しっかりとした繊維感 ・明るい白色
主産地	北欧、北米、中国、日本（北海道）

じつは食べている西洋わさび

一方、西洋わさびは、その名の通り、ヨーロッパ原産の多年生植物です。ホースラディッシュまたはレフォールと呼ばれ、日本には明治初期に伝来したもので、ローストビーフなどの付け合わせや、ソースの具材として使われています。生命力が強く、根も太い西洋わさびは、北海道などの山に自生していることから、「山わさび」とも呼ばれます。北海道では、すりおろした山わさびをご飯にのせて食べるなど、家庭の味としても親しまれています。すりおろすと白色で、粘りは少なく、本わさびよりもシャープに感じる辛さと独特の大根のような香りが特徴です。収穫量の多さや価格が安いこともあり、粉わさびや常温チューブタイプの加工わさびの主原料としても使われています。そのため、じつは私たちがわさびとして一般的に口にしているものの多くは、この西洋わさびだったりするのです。

WASABI COLUMN

加工わさびの原料

西洋わさびは本わさびに比べて生命力が強く、根も太いため、収穫量が多いのが特徴。栽培も容易なので、市販の常温チューブタイプのわさびには、原料として西洋わさびが使われていることもあります。箱に書かれている原材料表示を見ると西洋わさびと明記されています。

日本人とわさびの歴史

古くから日本人はわさびの健康効果を利用していた

日本の食文化に欠かせない食材のわさびですが、古くは飛鳥時代から薬草として利用されていたことがわかっています。奈良県高市群明日香村の飛鳥京跡苑池遺構から出土した木簡には、わさびや薬草とみられる植物名や、庭園を管理する役所名などが書かれていたと、奈良県立橿原考古学研究所が発表しています。

平安時代、日本最古の薬草事典の『本草和名《ほんぞうわみょう》』に「山葵《わさび》」の記載があるほか、日本最古の律令集の『延喜式』の中にはわさびが「山薑《わさび》」と記載され、京の都近くの若狭、越前、丹後、但馬、因幡の国々から、税として納められていたようです。

わさびが栽培されるようになったのは、江戸時代初期といわれ、慶長年間（1596-1615）には、安倍川上流の有東木《うとうぎ》（静岡市）で、わさび栽培が始まったとされています。わさびが現在のように寿司の薬味として使われだしたのも江戸時代。わさびをつけた握り寿司が考案され、江戸の町でブームが巻き起こったことで庶民の間に広まっていきました。当時は今のように冷凍や冷蔵の設備がない時代。人々は、経験からわさびが食材の生臭みや細菌の増殖を抑えて食中毒の予防をすることを知って、活用していたと考えられています。

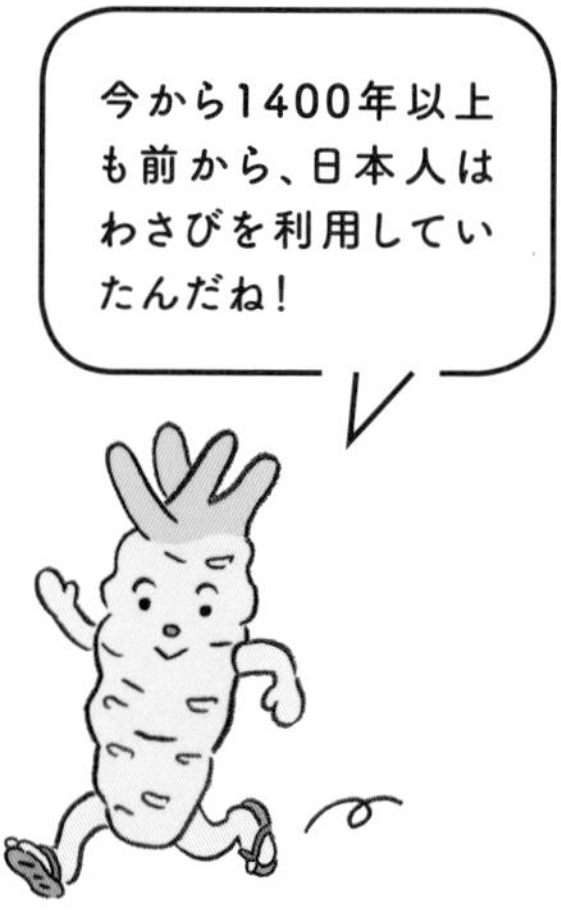
今から1400年以上も前から、日本人はわさびを利用していたんだね！

飛鳥時代

飛鳥京の遺跡から出土した木簡に記載

奈良県明日香村から出土した木簡を調べていた奈良県立橿原考古学研究所は「木簡の長さは8～30cmほどで、わさびや薬草とみられる植物名や、庭園を管理する役所名などが書かれていた」と発表。

飛鳥時代の薬草園から発掘された木簡に委佐俾（わさび）と記載あり

平安時代

『本草和名』に「山葵」の記載

日本最古の薬草事典の『本草和名（ほんぞうわみょう）』に「山葵」の記載があります。このことからも、古くからわさびが薬草として用いられていたことをうかがい知ることができます。

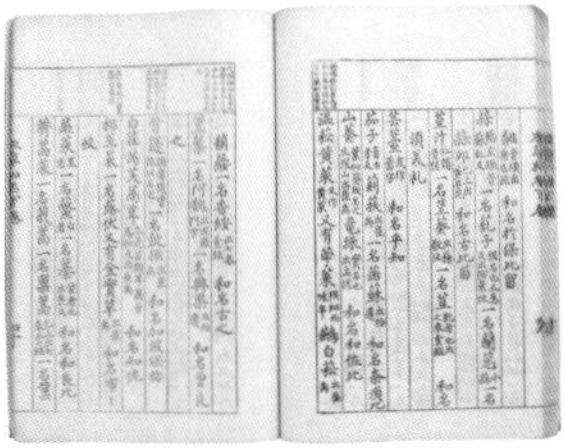

日本最古の薬草事典の『本草和名』

鎌倉時代

鎌倉時代の料理書『厨事類記』に「山薑」の記載

わさびは寒汁（ひやじる）として食されていたとみられます。鎌倉時代の料理書である『厨事類記（ちゅうじるいき）』の中でわさびのことが書かれています。寒汁を供えるときの記述に「汁の実に、山薑（わさび）、夏蓼（なつたで）、板目塩（いためしお）、薯芋（やまのいも）のとろろ、橘葉（たちばなのは）などは同じ盤（さら）に盛りてこれを加え置く」とあり、「山薑」の文字が記載されています。

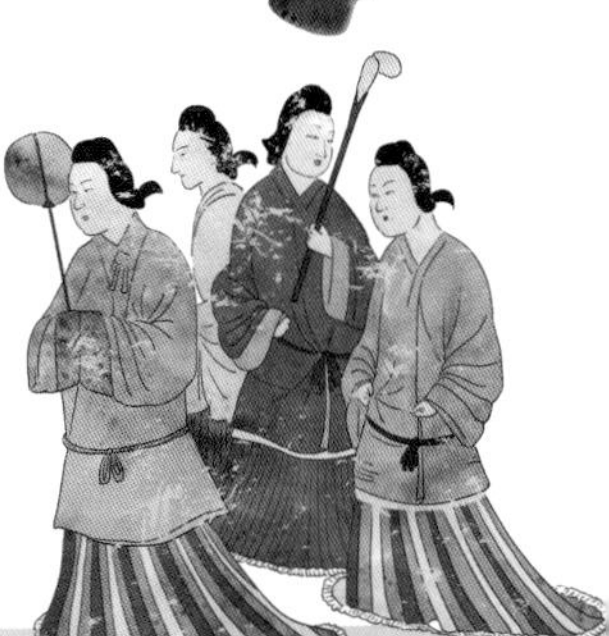

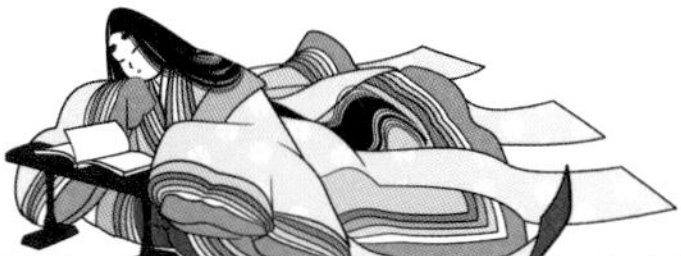

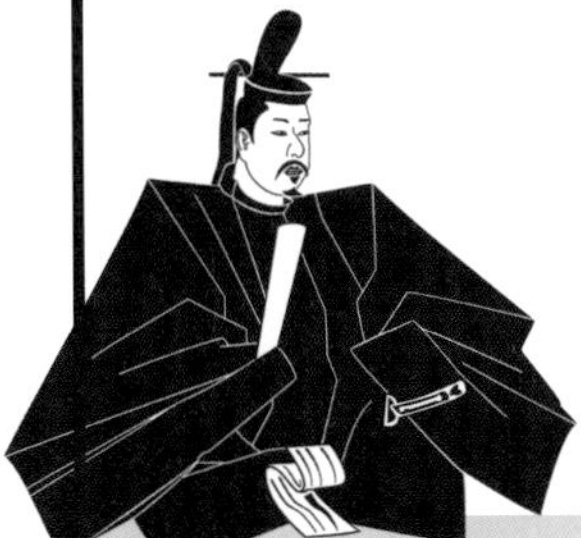

1200　800　600

室町時代

寺子屋の教科書『庭訓往来』や四条家の料理書『四条流庖丁書』に「山葵」の記載

寺子屋の教科書とされる『庭訓往来（ていきんおうらい）』に、「御時の汁には、……山葵、冷汁等也、……」と記載され、わさびが寒汁の実として、法会の食事として食されていたようです。四条家の料理書『四条流庖丁書』に、「鯉は山葵酢」の記載があります。

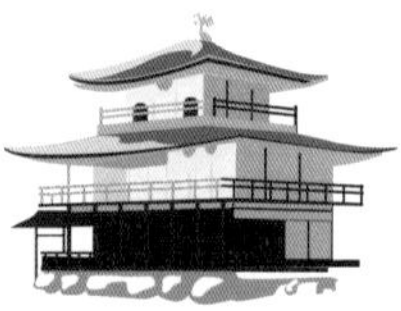

1400

安土・桃山時代

『古今調味集』にわさびが使われた料理の記載

『古今調味集（こきんちょうみしゅう）』にわさびは磯菜卵（いそなたまご）、梅仁卵（ばいにんたまご）、伊勢豆腐、紅半ぺんなど、いろいろな料理に使われていることが記載されている（山根京子『わさびの日本史』文一総合出版より）。

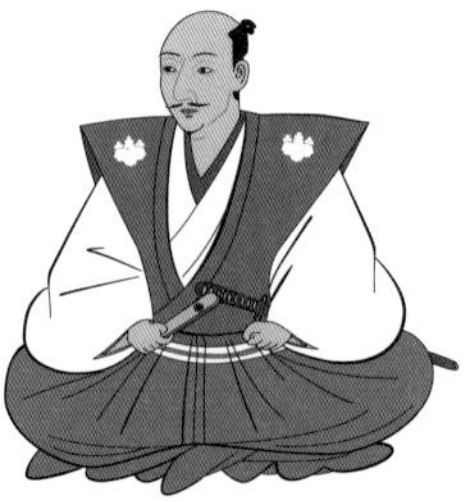

1600

江戸時代

徳川家康が気に入り、わさび栽培始まる 握り寿司ブーム

美食家で健康オタクとしても知られる徳川家康にわさびを献上したところ、その風味を大変気に入り、わさびの葉が徳川家の葵の家紋に似ていることから門外不出にしたと言われています。江戸時代に刺身、なます、そば切りにわさびを添えて食べていました。文政、天保時代に握り寿司が流行し、これにわさびをつけたことで急速に広まりました。

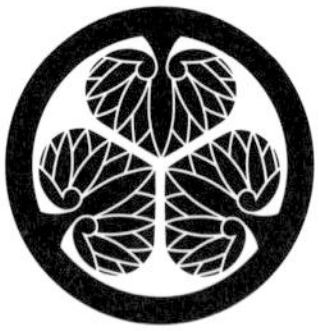

徳川家「葵」の家紋

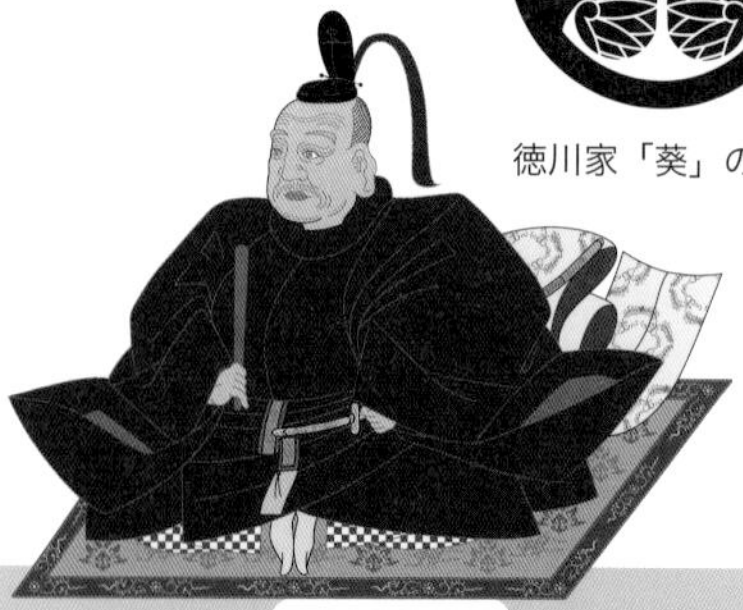

大正

小長谷与七が、粉わさびを考案

加工わさびの始まりとなった粉わさびの考案は大正初期。静岡県の茶仲買人、小長谷与七が生わさびをお茶のように乾かし、粉にして売ることを思いつき実行したのが始まりです。料亭や旅館でかなり売れたので、本格的に製造を開始して1920（大正9）年に量産に入りました。

1900

昭和

1971 練りわさび（添付用）

1972 常温チューブわさび（家庭用）

1973 生すりわさび、生おろしわさび

平成

2004 わさびのサプリメント販売

2005 わさびの化粧品販売

令和

2019 機能性表示食品「運動習慣のない中高年の方の認知機能の一部である判断力（情報を正確に処理する能力）や注意力を向上させる機能があることが報告されています。」との届出が受理される

2021 ワサビスルフィニル®にて米国食品医薬品局（FDA）Self GRAS取得（Self GRASとは米国で機能性原料を販売するために必要な届出認証）

1973年（昭和48年）に現在主流となっている本わさびを使った生おろしわさびへと発展。わさび商品のラインアップが充実するとともに、わさびの成分に由来した「抗酸化作用」「解毒作用」「血流改善」「美肌効果」など健康・美容効果に注目した健康食品や化粧品が開発されました。

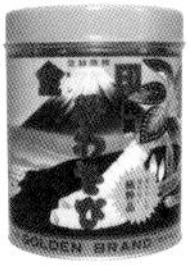

金印
粉わさび

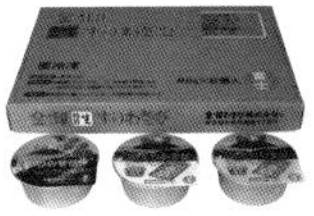

金印
生すりわさび

健康食品や
化粧品など
多彩なわさび製品

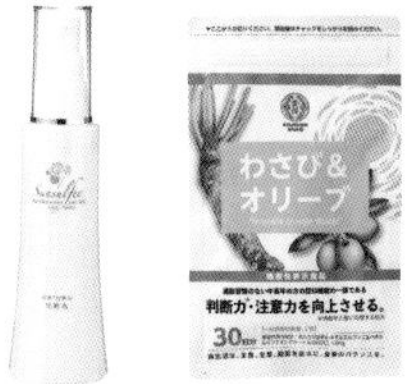

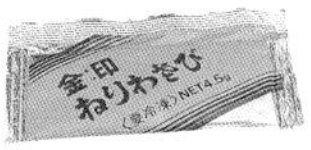

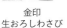

金印
ねりわさび

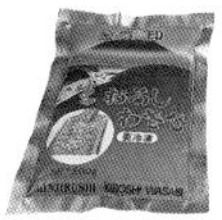

金印
生おろしわさび

2000

常温チューブわさびと本わさびの違い

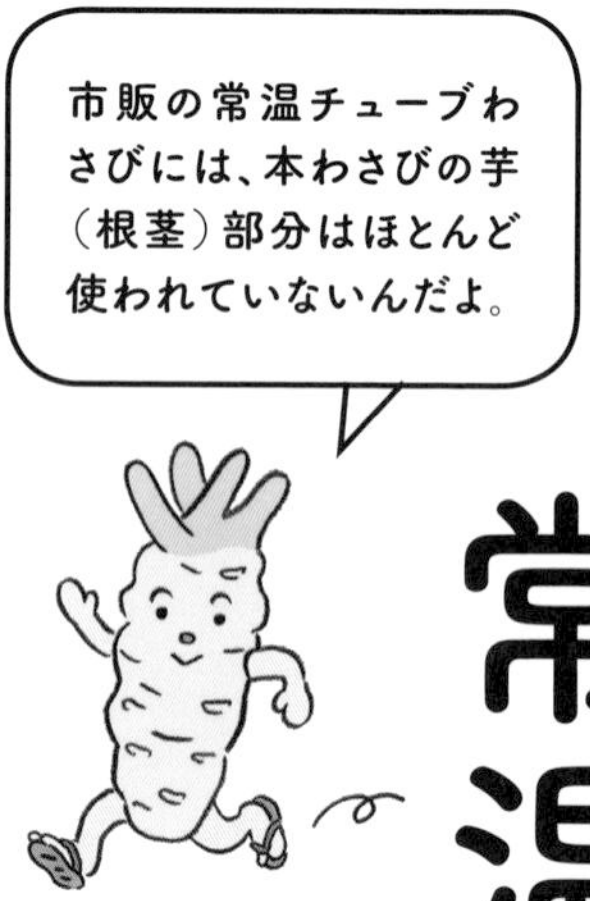
市販の常温チューブわさびには、本わさびの芋（根茎）部分はほとんど使われていないんだよ。

本わさびとわさび製品の特徴

本わさびに含まれる健康成分のヘキサラファンは、常温チューブわさびにはほとんど含まれません。常温チューブわさびは、たとえ本わさび使用のものでも、使っているのは本わさびの茎部分が中心であって、ヘキサラファンが含まれる根茎が使われている商品はほとんどありません。

また、常温チューブわさびは保存性を高めるために、食塩やでんぷん、油、増粘剤などの副原料が多く含まれているのも特徴で、本わさびの味わいとはかなり違ったものになっています。

これに対して冷凍や冷蔵のわさび製品は、風味をできるだけ逃さないように加工し、添加物も少なくなってます。一度、本わさびを味わう際に、いつもの常温チューブわさびとの味の違いを比べてみてください。本わさびの自然な辛味と風味に比べ、常温チューブわさびは辛味と塩味がかなり強いことに気づくはずです。とはいえ、保存が効き、低価格な常温わさび製品の使い勝手の良さは手放せません。大事なのは、本わさびとわさび製品それぞれの特徴を知って使い分けることです。

常温チューブわさびには健康成分がほとんどない

常温チューブわさび（おろしわさび）の特徴

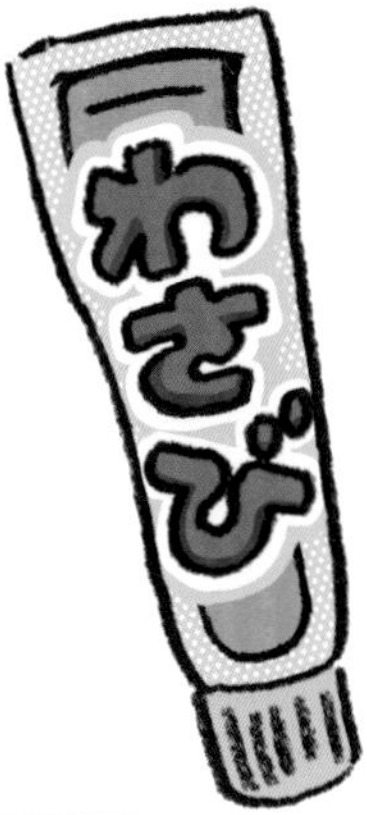

価格	安い
保存性	高い
配合	わさび以外の成分が多い（食塩、でんぷん、油、増粘剤など）、西洋わさび、本わさび（茎部分）
味わい	かなり辛く、しょっぱい
健康成分	ほとんどなし

本わさびの特徴

価格	高い
保存性	低い
配合	本わさび（根茎部分）100％
味わい	爽やかな香りと風味、適度な辛味
健康成分	ヘキサラファン

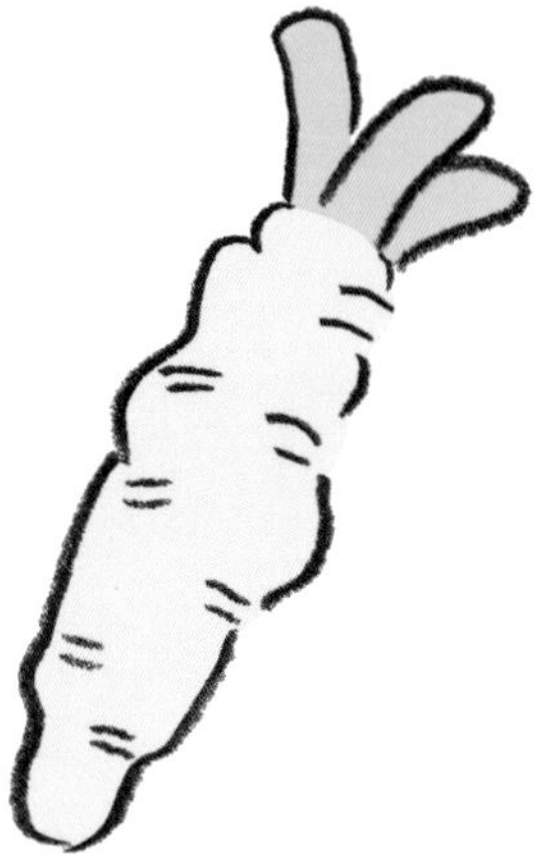

加工わさびの配合例

金印商品例

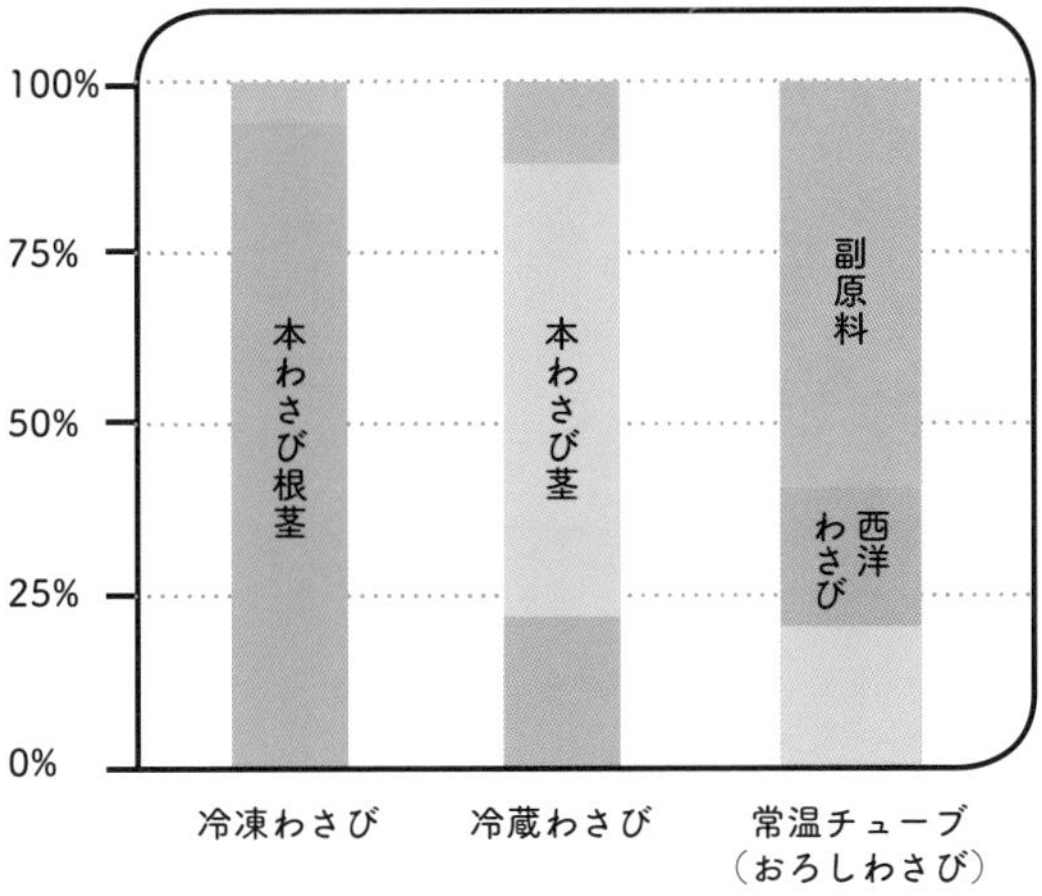

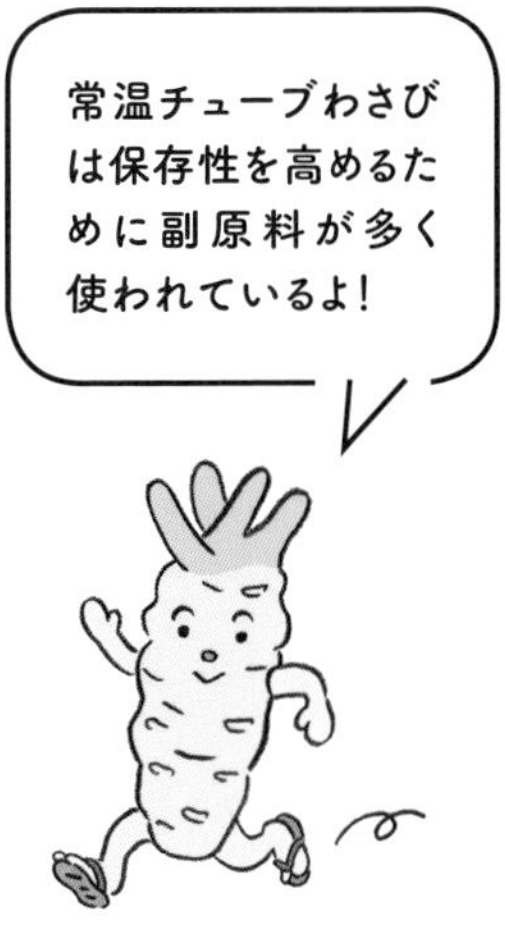
常温チューブわさびは保存性を高めるために副原料が多く使われているよ！

※こちらのグラフは代表例です。実際には商品によって配合は異なります。常温チューブわさびには西洋わさび不使用のものもあります。

本わさびの美味しさを科学する

本わさびの香り・辛味が発生する酵素反応とは？

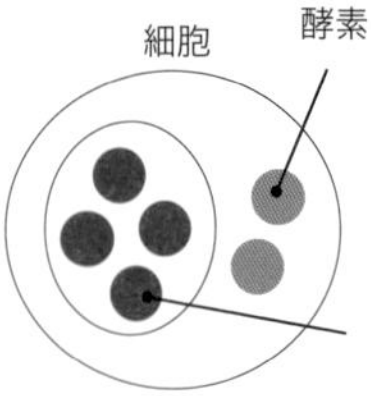

本わさびをすりおろすと……。

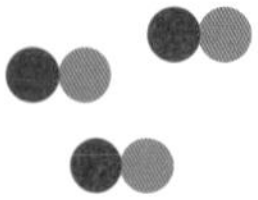

細胞が壊れ、配糖体と酵素が結びつきます。

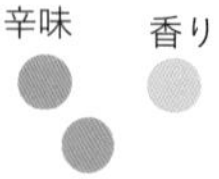

酵素反応が起こり、香り・辛味が発生します。

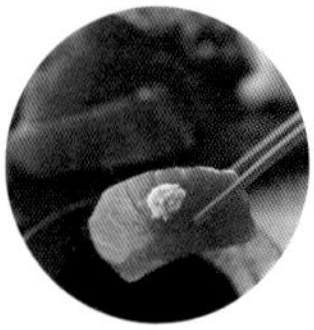

その瞬間、本わさびが一番美味しく感じられます。

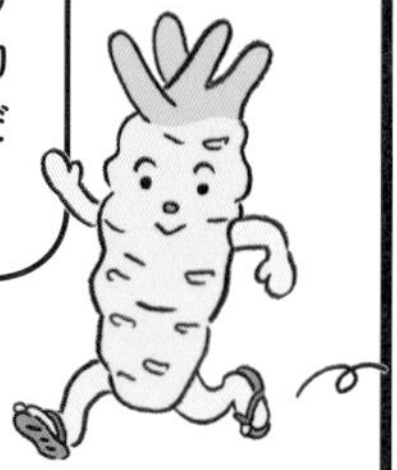
本わさびの辛味と香りは、すりおろすことで初めて生まれるものなんだね！

酵素反応で生まれる本わさびの辛味と香り

本わさびを美味しく味わうためには、美味しさの理由をおさえておくのが近道。ということで、ここでは本わさびの美味しさの中心である辛味と香りについて詳しく見ていきましょう。本わさびは、そのまま舐めたり、かじったりしても辛くありません。辛味や香りは、すりおろすことで細胞が破壊され、酵素反応によって生まれるものだからです。すりおろしから3~5分程度で辛味はピークに達し、それ以降徐々に揮発して最終的には辛味はなくなります。また、細かくすりおろすことで、辛味成分をより引き出すことができるので、きめの細かい専用のおろし器を使うのがいいでしょう。

本わさびと西洋わさびの辛味と香り成分

※主なイソチオシアネート（ITC）類

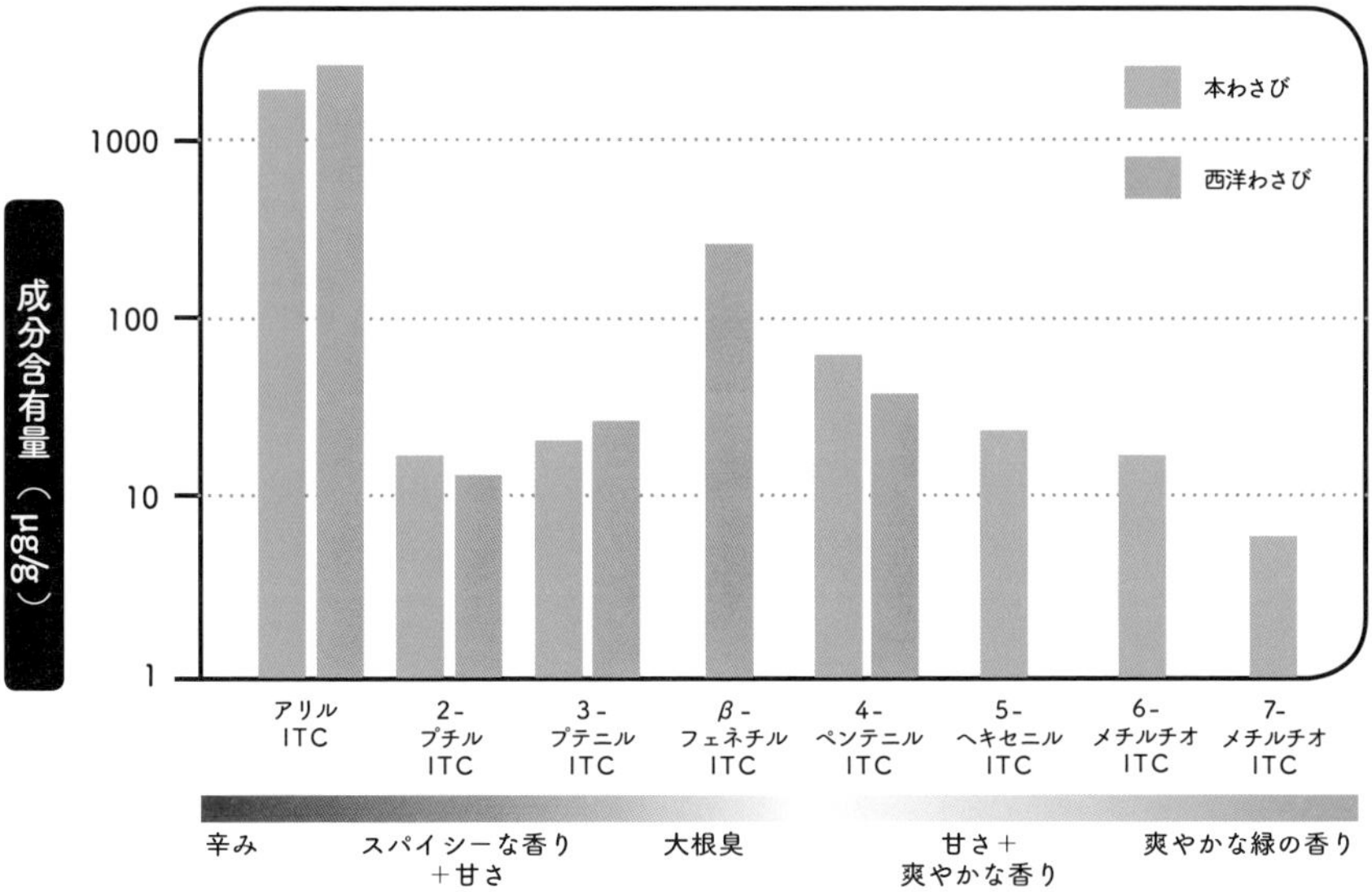
本わさび
西洋わさび
成分含有量（μg/g）
1000
100
10
1
アリル ITC
2-ブチル ITC
3-ブテニル ITC
β-フェネチル ITC
4-ペンテニル ITC
5-ヘキセニル ITC
6-メチルチオ ITC
7-メチルチオ ITC
辛み
スパイシーな香り＋甘さ
大根臭
甘さ＋爽やかな香り
爽やかな緑の香り

本わさびの成分を分析したところ、なんと 10 種類以上もの香り成分が含まれていることがわかりました。西洋わさびが独特の大根臭を持つのに対して、本わさびの爽やかな清々しい香りはこのような成分の違いによるものなのです。

辛味・香りの持続時間

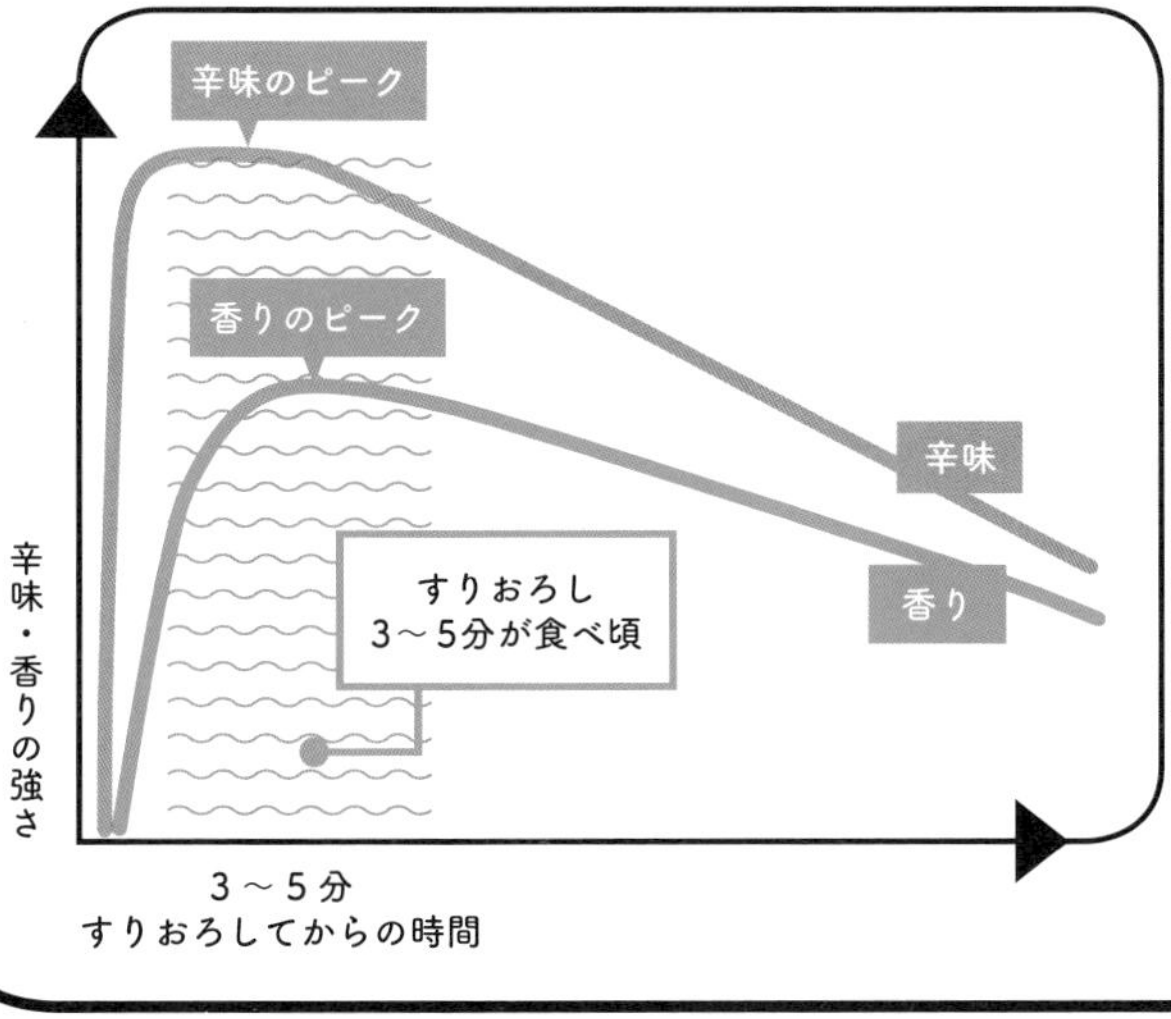
辛味のピーク
香りのピーク
辛味
香り
すりおろし
3～5分が食べ頃
辛味・香りの強さ
3～5分
すりおろしてからの時間

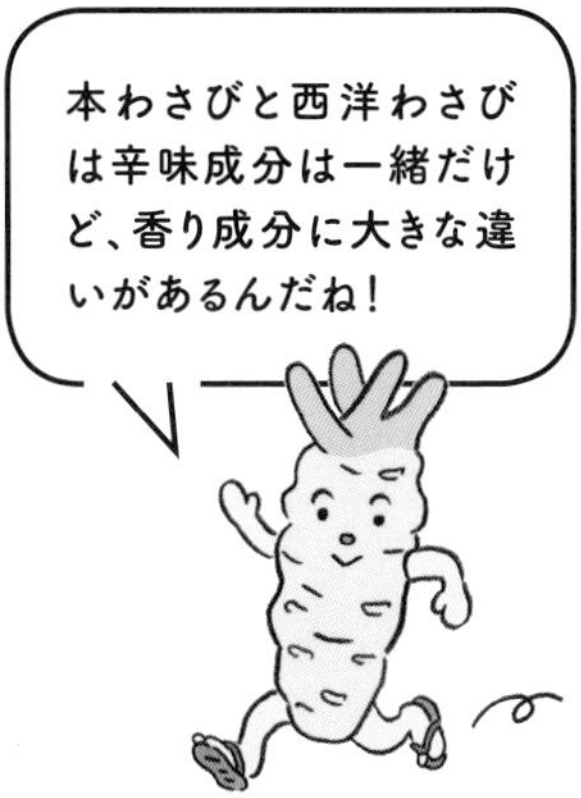
本わさびと西洋わさびは辛味成分は一緒だけど、香り成分に大きな違いがあるんだね！

本わさびはすりおろしてから 3～5 分で、香りと辛味がピークに達します。辛味成分は揮発性が高いので、その後どんどん揮発していきます。美味しく感じられるのは 30 分程度が目安と覚えておきましょう。

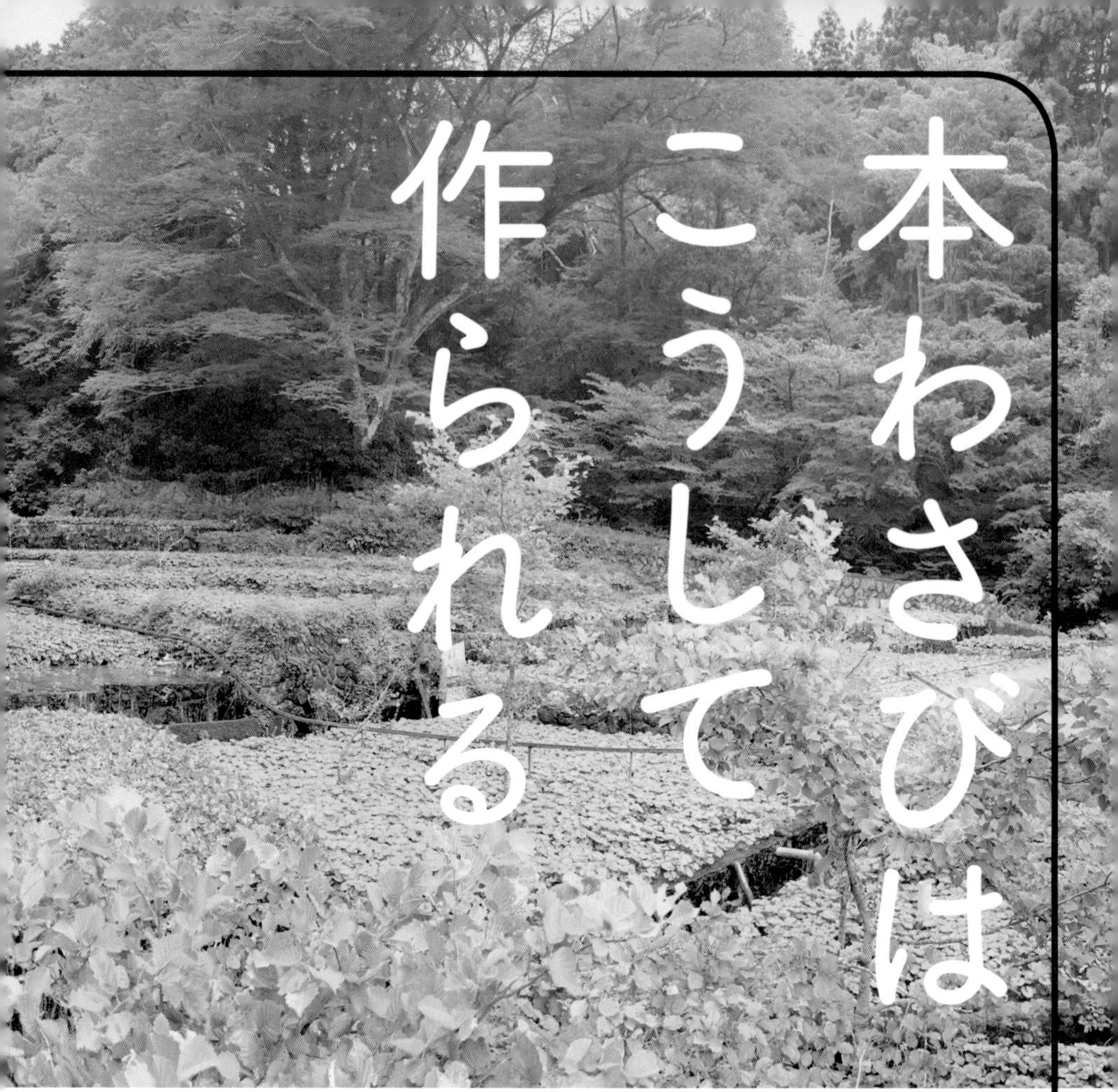

本わさびはこうして作られる

日本の食卓に安定的にわさびを届けるためには

本わさびやわさび加工製品が、私たちの食卓まで届くのに、どのような過程をたどるのか。馴染みの深いお米はなんとなくイメージできても、わさびについては意外と知らない人が多いのではないでしょうか。

わさび農家さんがわさびを育て、それを原料に加工メーカーが製品を作って流通させる。そう言うと、なんだ普通じゃないか、と思うかもしれません。ですが、わさびの栽培は

わさびを知るには、わさび農家さんから加工メーカーまで産業全体を見るのが近道だね！

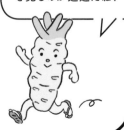

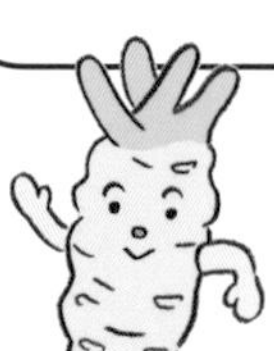

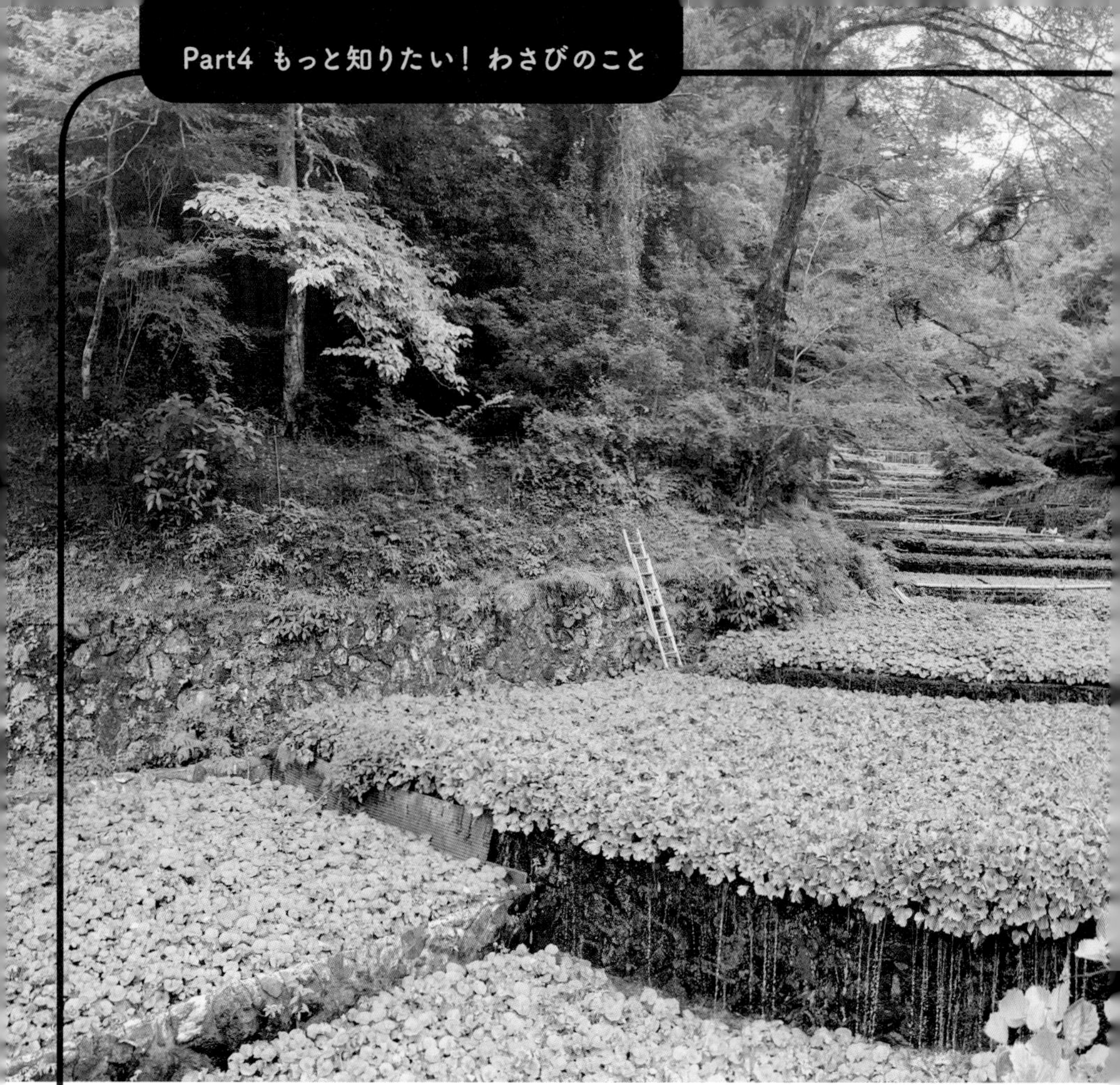

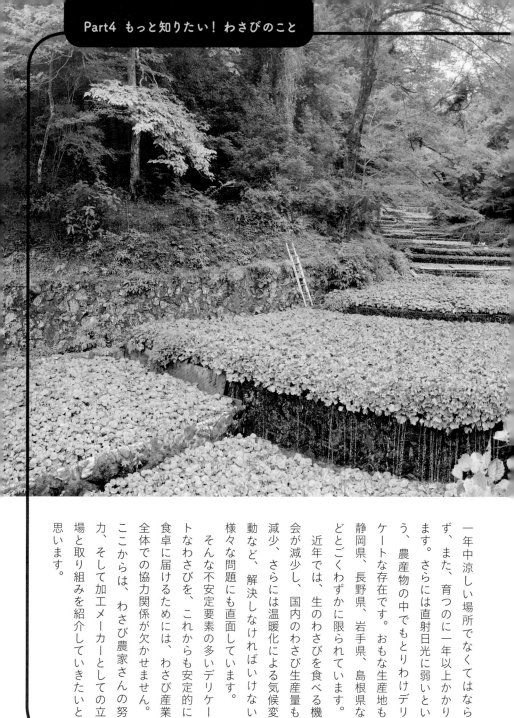

一年中涼しい場所でなくてはならず、また、育つのに一年以上かかります。さらには直射日光に弱いという、農産物の中でもとりわけデリケートな存在です。おもな生産地も静岡県、長野県、岩手県、島根県などとごくわずかに限られています。

近年では、生のわさびを食べる機会が減少し、国内のわさび生産量も減少、さらには温暖化による気候変動など、解決しなければいけない様々な問題にも直面しています。

そんな不安定要素の多いデリケートなわさびを、これからも安定的に食卓に届けるためには、わさび産業全体での協力関係が欠かせません。ここからは、わさび農家さんの努力、そして加工メーカーとしての立場と取り組みを紹介していきたいと思います。

本わさびの生産現場を知ろう

手がかかるから希少で美味しいわさび

静岡県の中伊豆は、日本でも有数のわさびの産地。天城山という天然の貯水槽から湧き出る水は、冷たく清らかで、上質で美味しいわさびを育てるにはとても恵まれた環境です。そんな中伊豆でわさびを作り続ける浅田譲治さんに、わさび作りについて、話を伺いました。

　わさび作りの難しさについて、浅田さんは次のように話します。「一番難しいのは気象条件ですよね。だいたい天城山あたりの年間降水量は2000から3000㎜くらいなんですけど、最近は温暖化の影響か、集中豪雨やゲリラ豪雨が多くなってきました。そうすると、雨の貯水槽になるはずの天城山が水を溜めてい

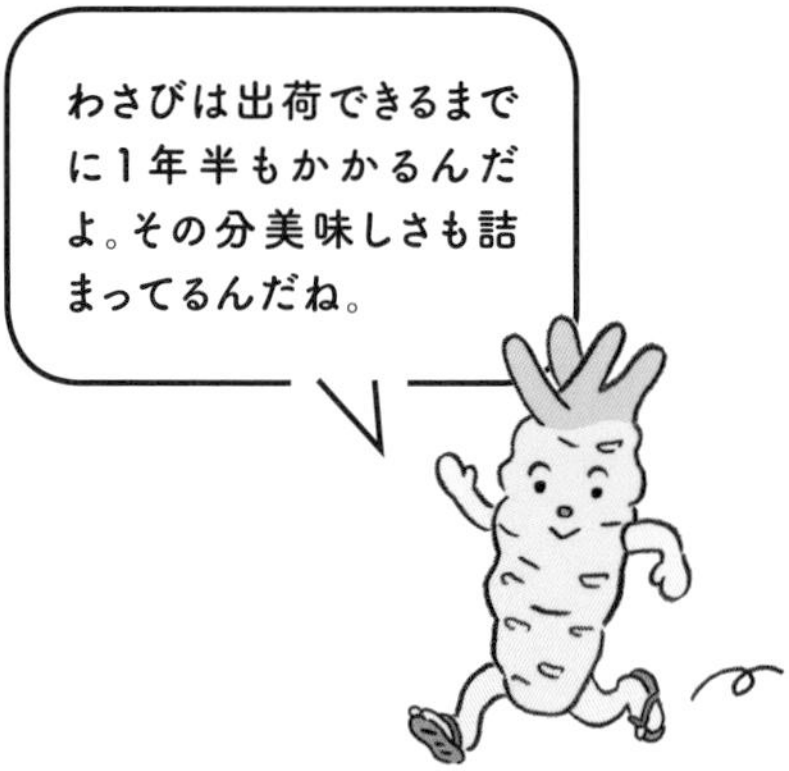
わさびは出荷できるまでに1年半もかかるんだよ。その分美味しさも詰まってるんだね。

浅田さんの作るわさびは、強い粘り気が特長。すりおろしたわさびによって、おろし器と根茎がピタッとくっつくほど。右の写真はわさび田の寒冷紗。

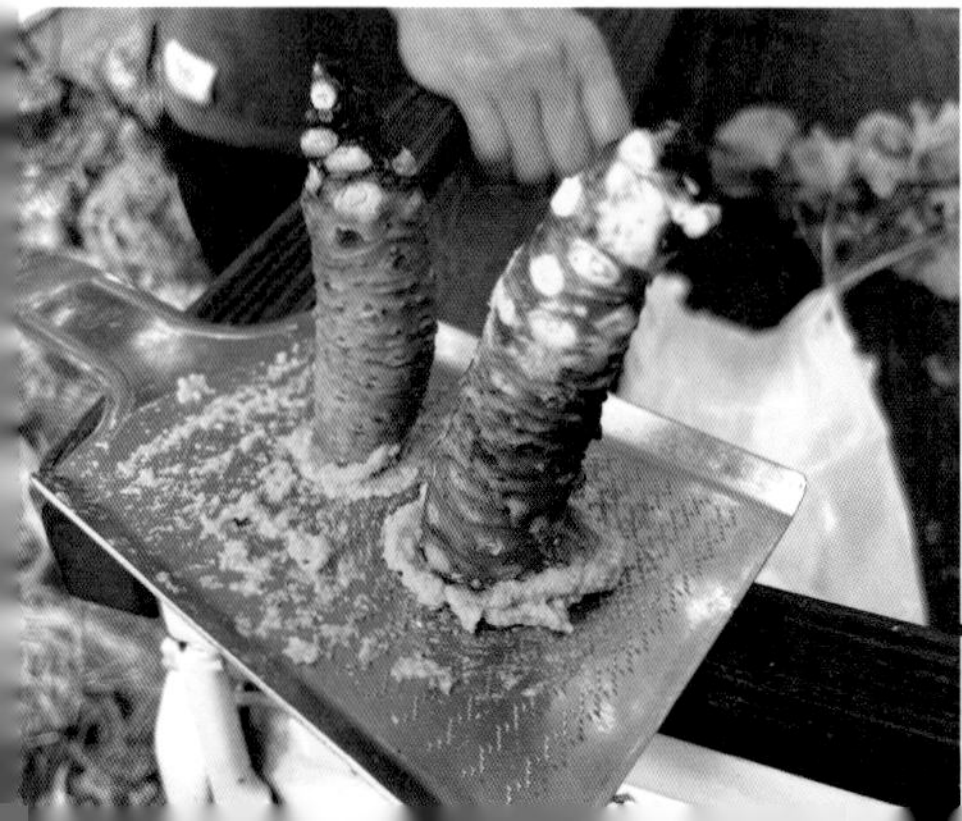

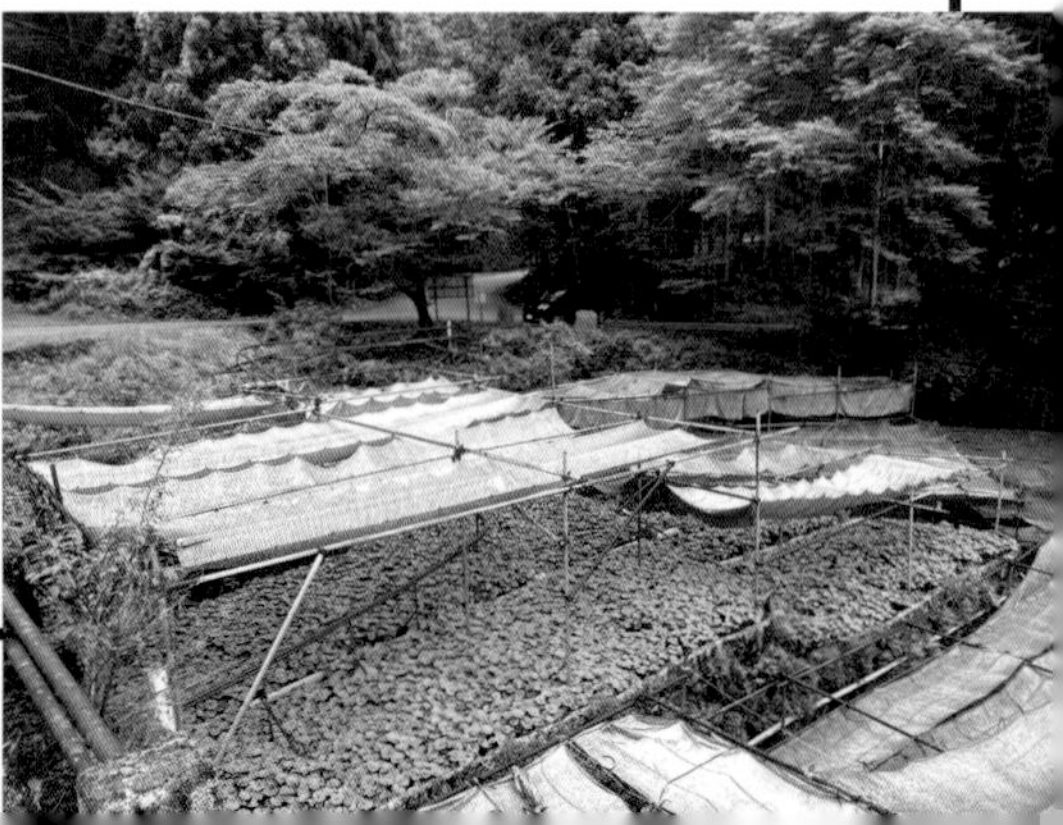

る暇がないんですね。降った雨がそのまま流れてきて、最悪の場合、わさび田やわさびを流してしまいます。さらに最近の非常に厳しい暑さも、わさびにとっては天敵です。今年あたりもその影響で、かなりわさびが傷んじゃって」

「昔に比べて、わさびは作りづらい作物になってきましたね」と続ける浅田さんは、日本のわさび生産量が年々減少傾向となってきている背景には、このような気候変動や、鹿や猪などの獣害によって、わさび農家さんが辞めていってしまっていることも関係していると考えています。

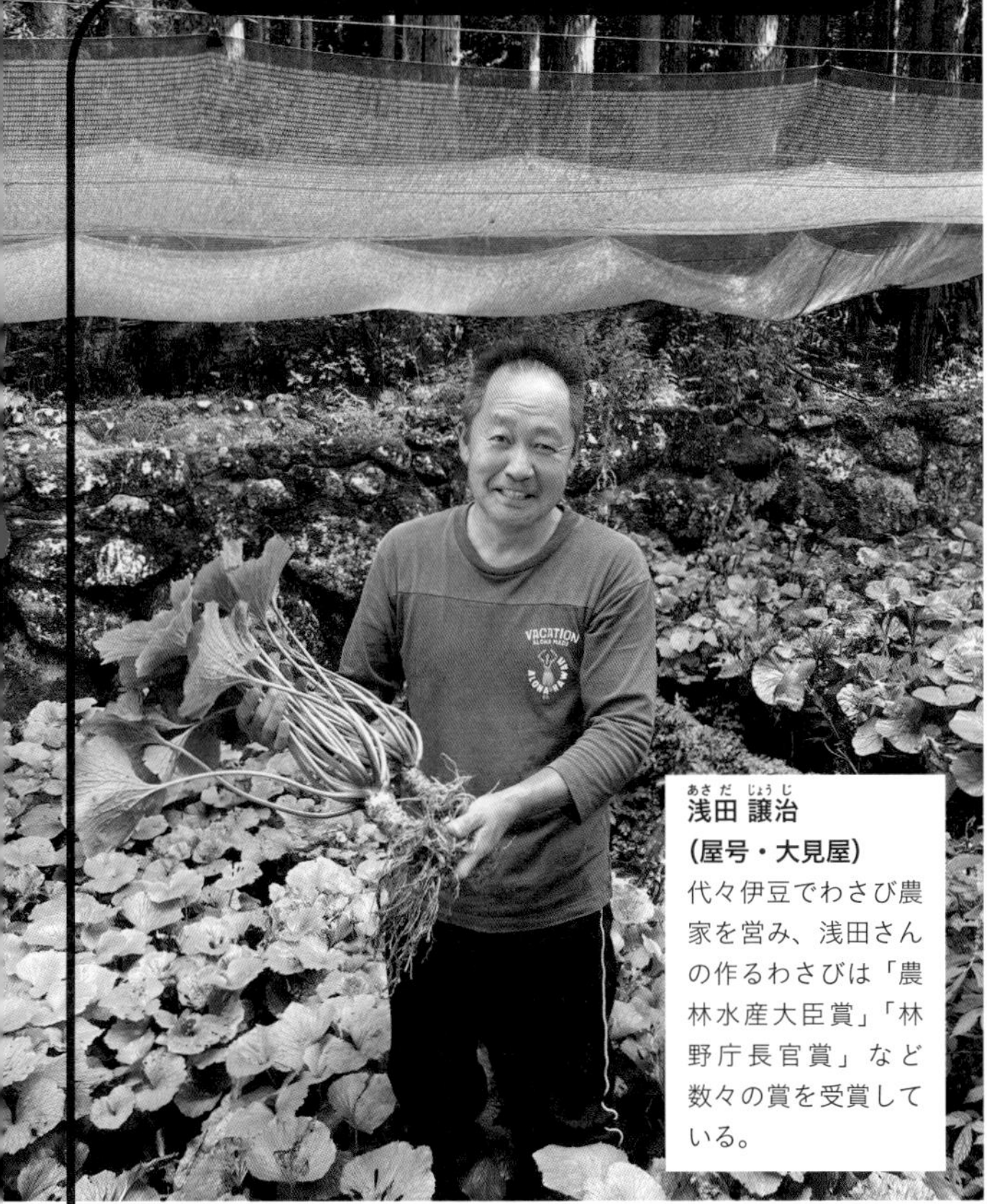

浅田《あさだ》 譲治《じょうじ》
（屋号・大見屋）
代々伊豆でわさび農家を営み、浅田さんの作るわさびは「農林水産大臣賞」「林野庁長官賞」など数々の賞を受賞している。

愛情を込めて育てた自慢のわさびを収穫する浅田さん。浅田さんは気候変動の影響で、昔よりもわさび作りが難しくなったと感じているそうです。

手がかかるから 希少で美味しいわさび

そもそも、とてもデリケートな植物であるわさびは、環境条件が整っていないと育ちません。棚田《たなだ》状に広がる中伊豆のわさび田は、地盤を掘り下げ、大きな石から小さな石を順番に積み上げ、その表面に砂をのせる「畳石《たたみいし》式」が採用されています。これはいわゆる自然のろ過器として機能し、棚田から棚田へ、常にきれいな水を供給することができる、わさびにとっては優れた栽培方法です。

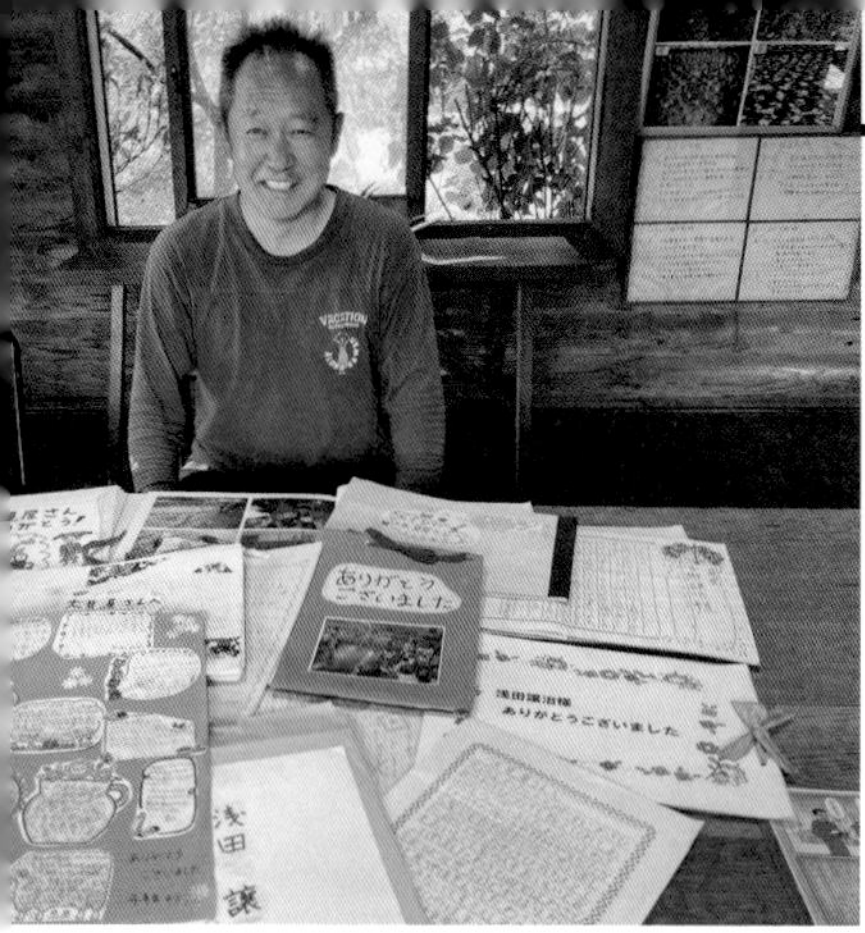

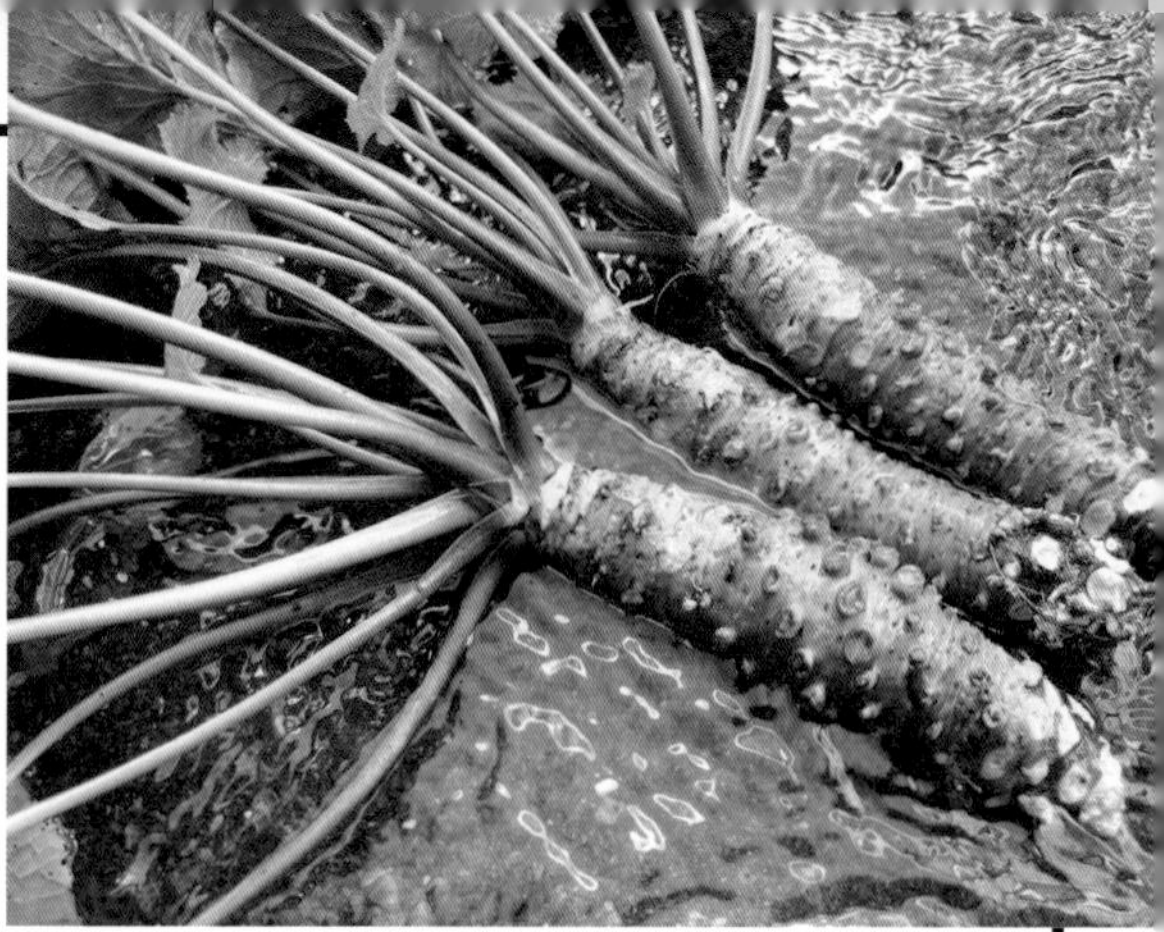

左の写真は、わさび体験をした小学校の子どもたちから届いた感謝状や作文。
子どもたちは、初めて見る右の写真のような本物のわさびに興味津々だという。

よく面倒を見て育てたわさびは身が詰まって旨い！

しかし、きれいな水を用意するだけでは、わさびは満足してくれません。水温は年間を通して一定であることが大切で、約10～15℃が適した水温。また、わさびは直射日光にも弱いため、日差しを避けるための寒《かん》冷紗《れいしゃ》も欠かせません。猪などの獣害にも注意が必要と、気を配るポイントは数多いのも特徴です。さらには、傾斜地での栽培ということもあり、機械化しづらいことも、わさびの希少性につながっています。

本物のわさび作りを次世代に伝えていく

このように、手のかかるわさび栽培ですが、その中で大切なことを浅田さんに伺うと、真っ先に「愛情です」との答えが返ってきました。「愛情というのは要するに、台風や集中豪雨の際には水を止めてあげるとか、暑すぎて日差しが強い時には遮光してあげるとかですかね。そういう細かい面倒を見ることが大切ですね。実際、四六時中、天気予報とにらめっこで、あまりひどい時は懐中電灯を持って夜中に見に行くこともあります」。また、おいしいわさびを栽培するために重要なのが、品種の選定だと浅田さんは言います。

※植物の茎頂を取り出し、無菌培地などで育てる方法。

「自分が管理する沢の性質を把握した上で、それに合った品種を植えないと難しいですね」と浅田さん。

わさびは一年中収穫が可能ですが、出荷できるまでにはおよそ18カ月と、かなりの時間を要します。沢に品種が合うかどうか、植えてみないとわからないところもあり、最初のうちは試行錯誤が必要。無事に大きく育って、出荷した後のわさび田には、またすぐに苗を植えて成長を見守っていきます。「うちでは厳選したわさびや種を金印さんに送り、種から苗を作ったり、わさび自身をメリクロン（※）にかけ優良な苗を育ててもらっています。自分で苗まで育てていたら、とてもじゃないけれど大変だし、リスクが大きすぎるんです」と話す浅田さんですが、自分の理想に近いわさびができた時が一番の喜びだと言います。

浅田さんは、わさびの普及活動にも力を入れており、就農を志す若者の受け入れや技術指導をはじめ、地元の小学校の児童へのわさび体験も続けています。子どもたちは初めて見る本物のわさびに大興奮。その感動を作文にしたものが浅田さんの手元にはたくさん残っています。「小さい頃に本物のわさびというものを知ってもらいたいから」と笑顔で話してくれました。

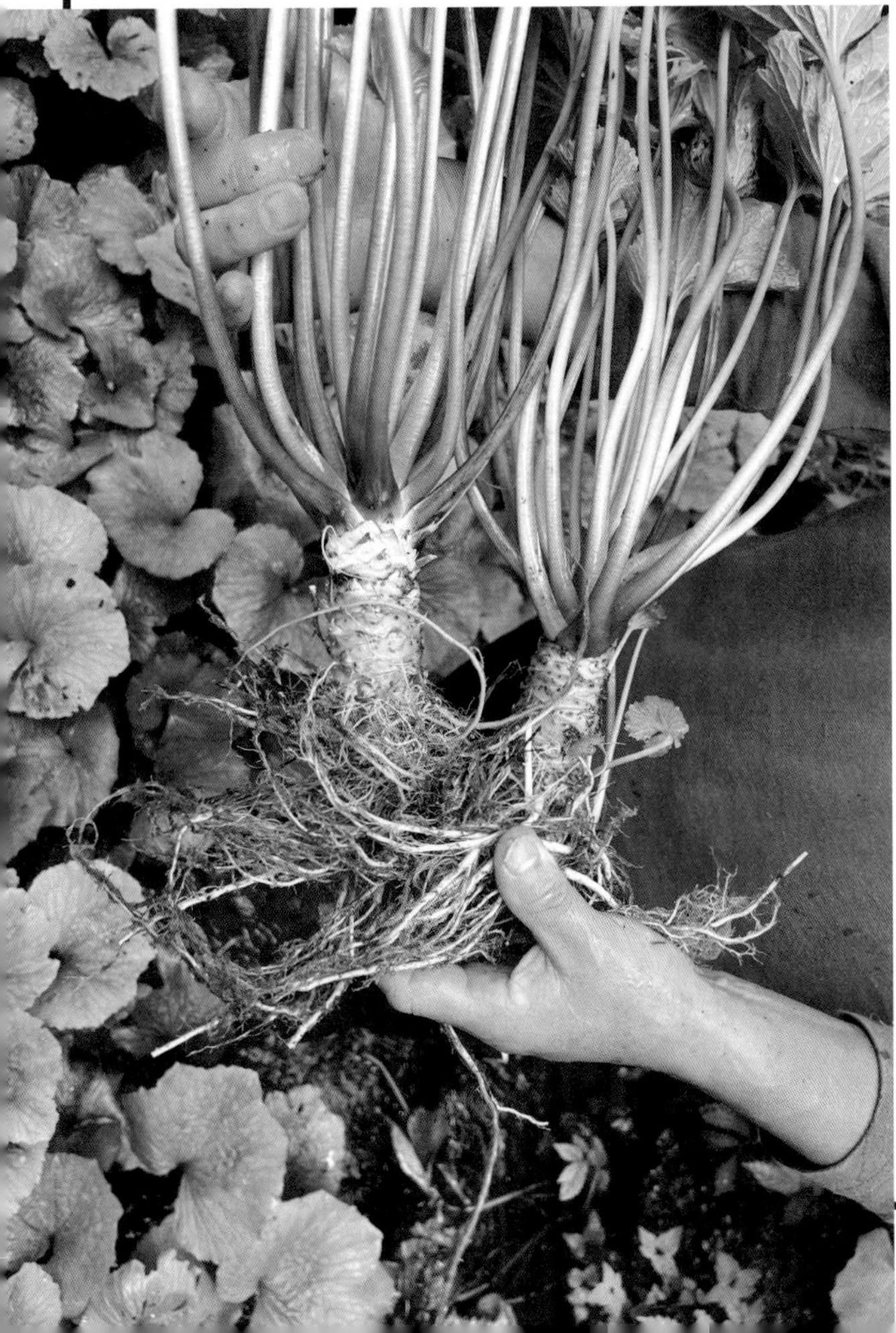

大切なわさびの種苗を全国に

金印のアグリビジネス研究所では、長年、丈夫で美味しく、しかも健康成分が多く含まれたわさびの開発に力を入れています。

最初の取り組みは、西洋わさびの生長点から植物を再生して病気のない苗を作ることでした。生長点とは、植物の根や茎の先端にある部分で、ここにはウイルスが侵入できないのです。そこから植物体を再生すれば病気がない苗が作れます。顕微鏡とメスで生長点を切り分け、試験管で育てる。病気に強い父と母を掛

試験管で培養されたわさびが無数に並ぶ。金印アグリ（株）農産部にて温度、調光などあらゆる管理がなされて、最終的には優良苗として農家さんに届けられる。

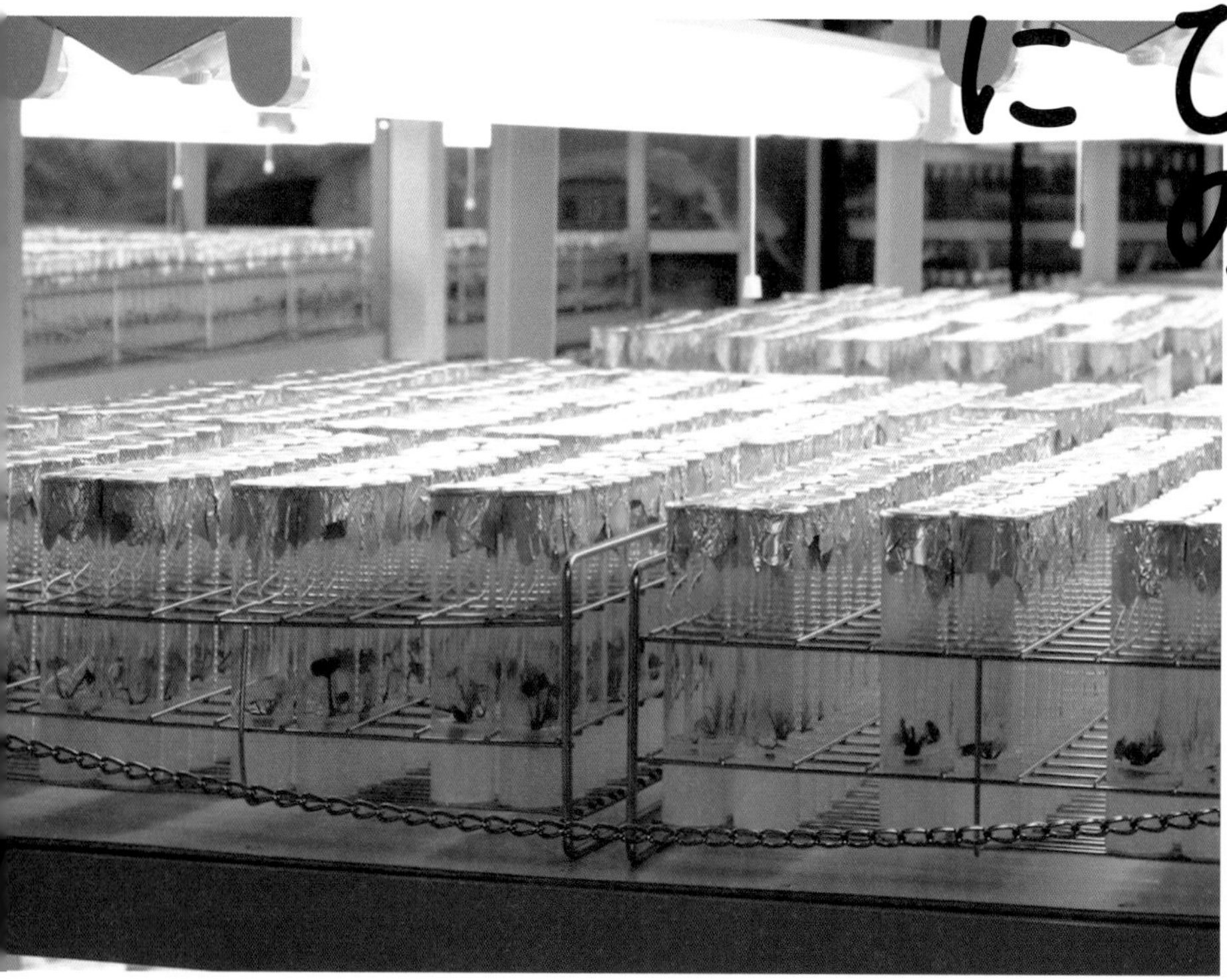

け合わせる。さらには種子をほとんど作らない西洋わさびに種子を作らせる。すべての種子を育てて性質を調査する。その中から選ばれ誕生したのが、病気にかかりにくい品種です。２００４年に栽培に導入したこの品種は、加工用原料の歩留まりを飛躍的に向上させました。

現在、西洋わさびで培った技術は本わさび種苗の開発にも応用しています。

農業には「苗半作《なえはんさく》」という言葉があります。良い苗が確保できれば、栽培は半分成功したようなものであるという意味で、本わさびにも当て

生長点から優秀なわさびをコピーする

ウイルスが入り込めない生長点という部分を切り分けて培養。育てたわさび苗を株分けしていくことで優秀なコピーを量産できる。

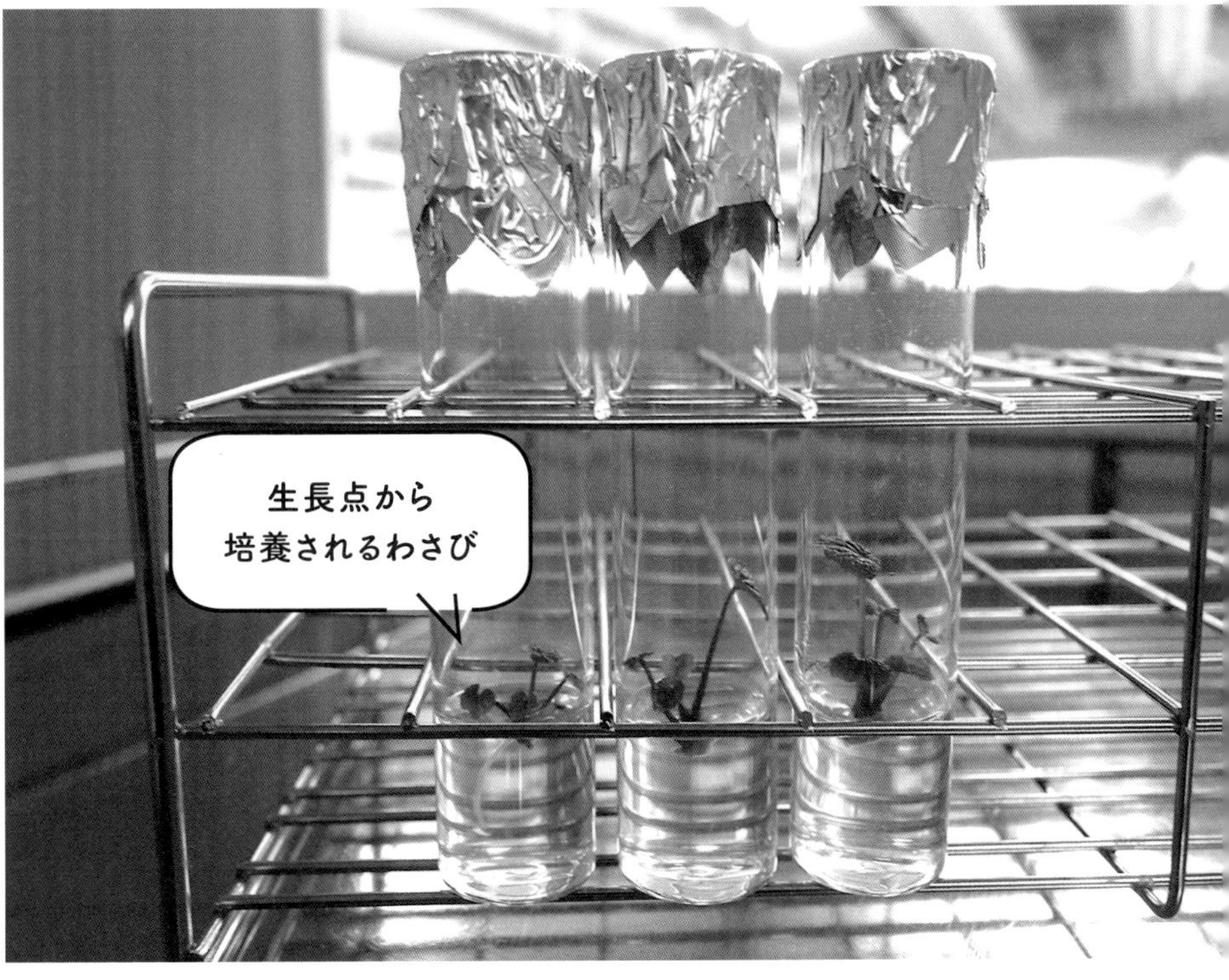

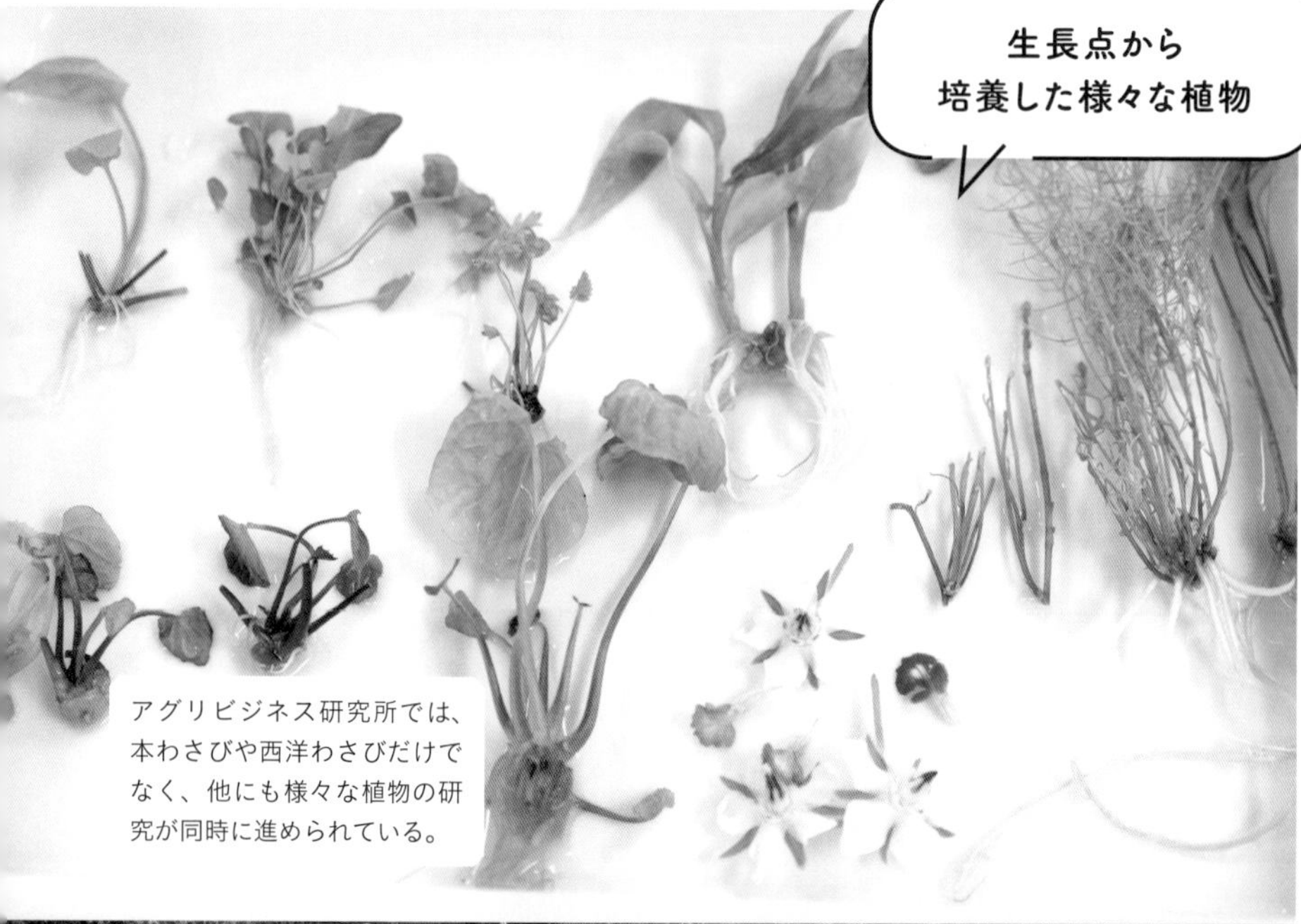

生長点から
培養した様々な植物

アグリビジネス研究所では、本わさびや西洋わさびだけでなく、他にも様々な植物の研究が同時に進められている。

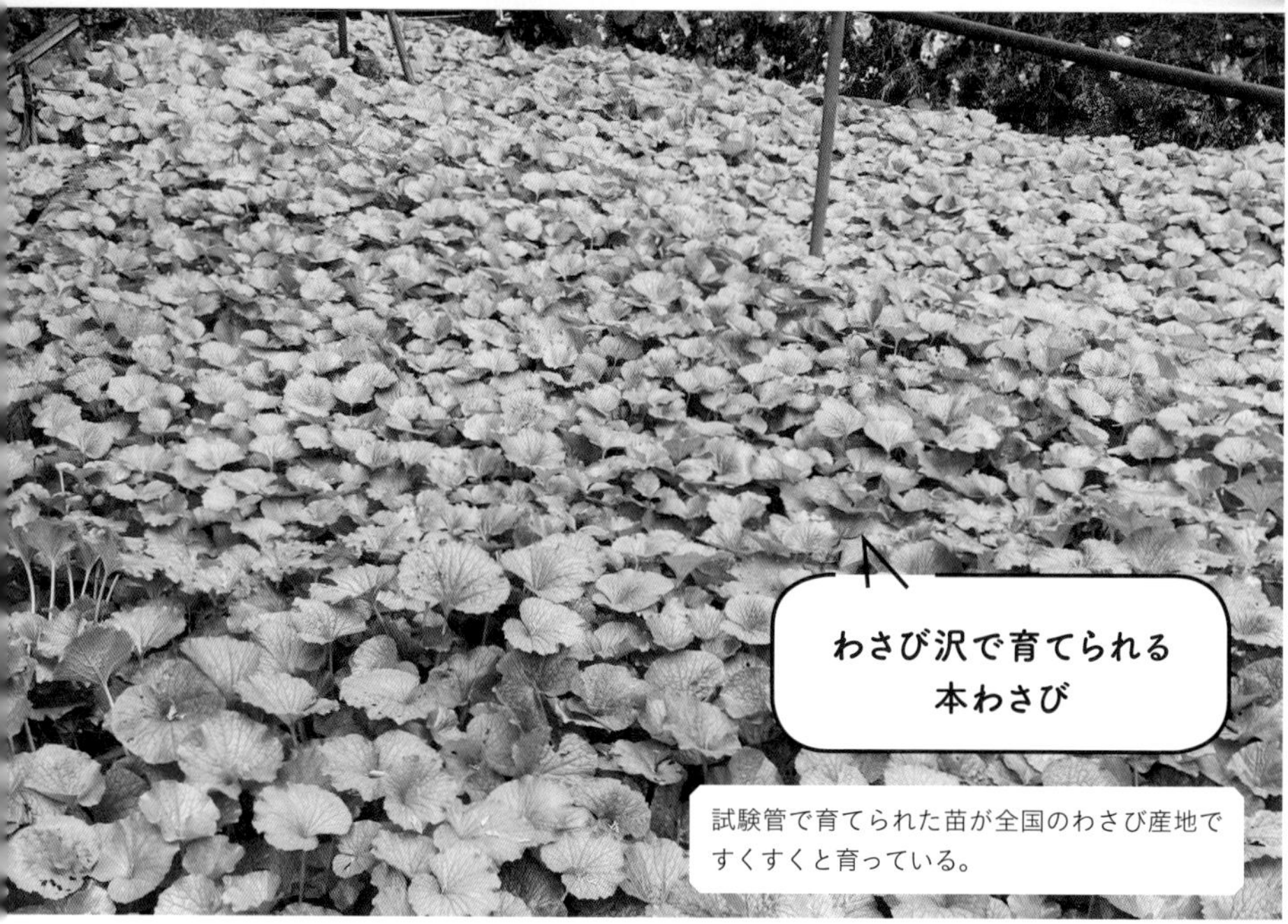

わさび沢で育てられる
本わさび

試験管で育てられた苗が全国のわさび産地ですくすくと育っている。

安定的で優良な苗の供給がわさび産業を下支えする！

はまることです。つまり、優良な苗が安定供給されることは、わさび農家さんにとって、とても大切なことなのです。

しかし、本わさびの苗は慢性的に不足気味の状況です。その背景には、苗を作る農家さんの高齢化があります。苗不足によるわさび栽培産地の弱体化は、わさび産業に関わる多くの人にとって憂慮すべき事案なのです。

だからこそ、本わさびの品種と優良な苗の開発に取り組むことは、わさび産業にとって要だと言えます。

また、加工わさびメーカーとして大事な原料にとことんこだわるという点からも、これまで以上に元気で、美味しく、ヘキサラファンといった健康成分が豊富なわさびの開発に取り組んでいるのです。

研究を重ねてできた優良な苗

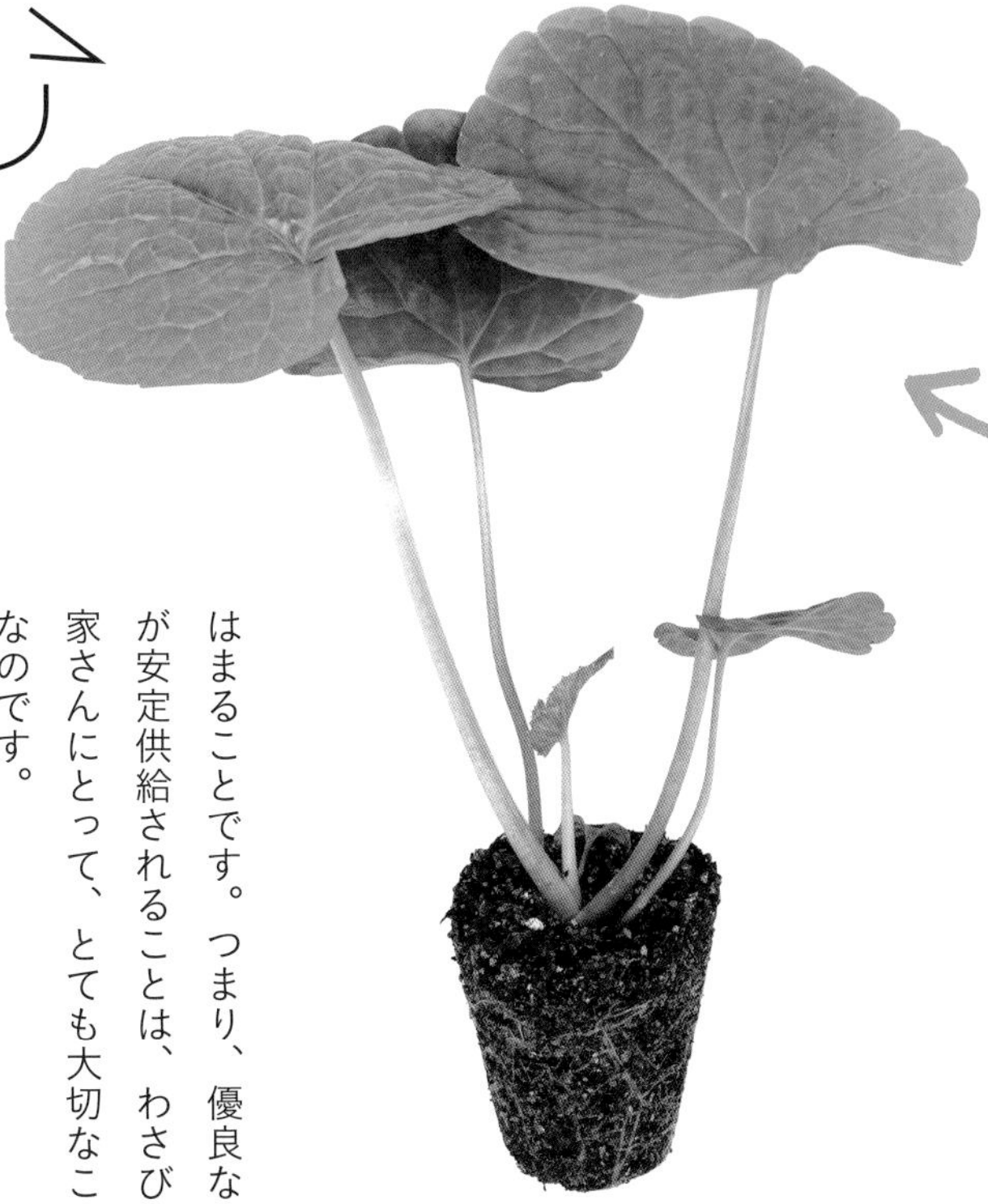

わさび田の上流に運ぶには苗は小さい方がいい。大きな苗に負けない元気で小さな苗の開発にも成功している。

おわりに

ここまで読んでいただき、ありがとうございます。

読者の皆様にとって、この本を読む前と読んだ後で、本わさびに対する見方が少しでも変わってくれたらと願うばかりです。もし、本書がその役割を果たせたとするなら、それだけでもこの本を作った目的は達成されたと思っています。

はるか昔から私たち日本人は、本わさびを利用してきました。しかし、最近では利便性や価格が重視されるようになり、美味しさや健康作用などの本わさびの本質が十分伝わらなくなってきていました。

ただ、そんな状況の中でも、海外での日本食ブームによるわさび人

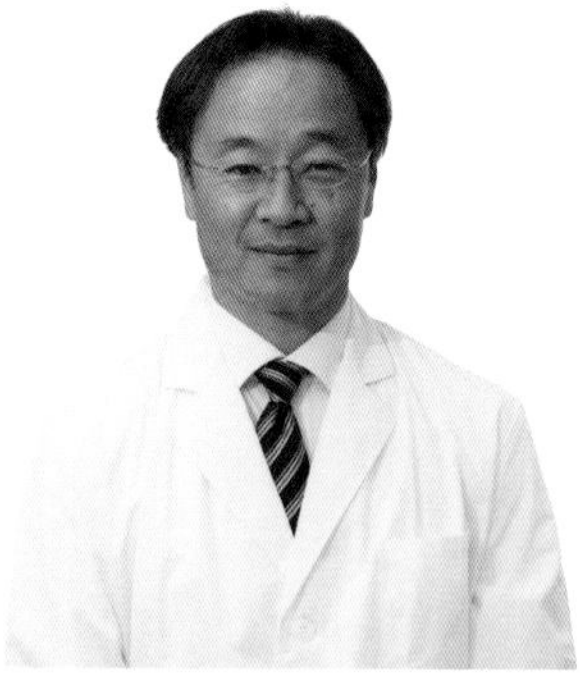

気の高まりなど、再びわさびに脚光が集まりつつあります。さらに、様々な実験で明らかになったわさびの健康作用が後押しします。

現代のような高齢化社会および人生100年時代においては、体の健康はもとより、脳の健康に対する注目はより高まってきています。

本わさびが持つ認知機能改善作用は、まさにこれからの時代に多くの人に知られるべきだと考えています。アルツハイマー病やその他の認知症といった、現時点で効果的な治療法や特効薬がない分野において希望の光になるかもしれません。

本書では、なぜ本わさびで脳を健康に保つことができるのかを、ヘキサラファンという本わさびの根茎に含まれる健康成分を中心に解説しました。また、健康のために毎日本わさびを食べることを「わさ活」として、料理にわさびをどう取り入れたら美味しく味わえるのか、様々なアイデアを紹介。きじまりゅうた氏による本わさびレシピは、辛味と香りだけではない、わさびが持つ独特な爽やかな風味を楽しめる、絶品料理です。

健康のために何かを始めて、それを続けていくというのは大変なことですが、「わさ活」であればそのハードルはかなり低く、なおかつ美味しいというメリットもあります。一日わずか小さじ一杯分のわさびを食べるだけ。忙しい時はサプリメントを利用するのもいいでしょう。
ぜひ、この本をきっかけに、毎日の生活にわさびを取り入れてみてください。その生活習慣が少しでも皆様の健康づくりに役立てば幸いです。

最後になりましたが、これまでわさびの研究を進めてこられたのは金印株式会社の厚い支援と理解があったおかげです。特に、小林一光会長、桂子社長には20年以上もの間、辛抱強くご支援賜りました。深く感謝いたします。また、研究を進めるにあたり国内外の多くの大学の先生方や農家様にも、ご協力とご助言をいただきました。お礼申し上げます。さらに、社内の多くの研究員や社員の皆様にも多大なご尽力をいただきました。関わっていただいた皆様のおかげで、わさびの健康作用が少しずつ解き明かされ、今回の脳機能改善という研究成果が生まれました。誌面をお借りして皆様にお礼を申し上げます。

奥西 勲（金印株式会社・農学博士）

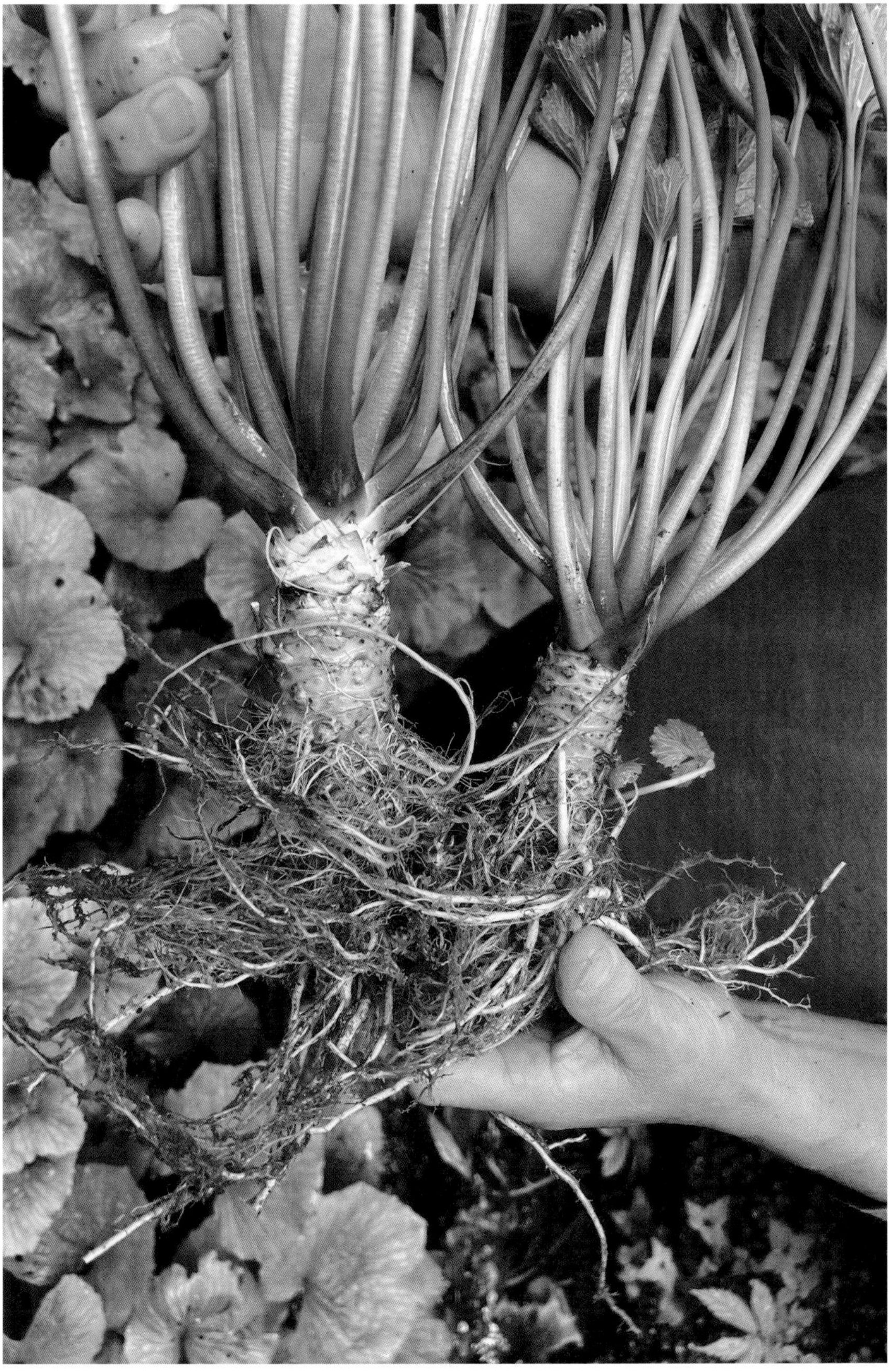

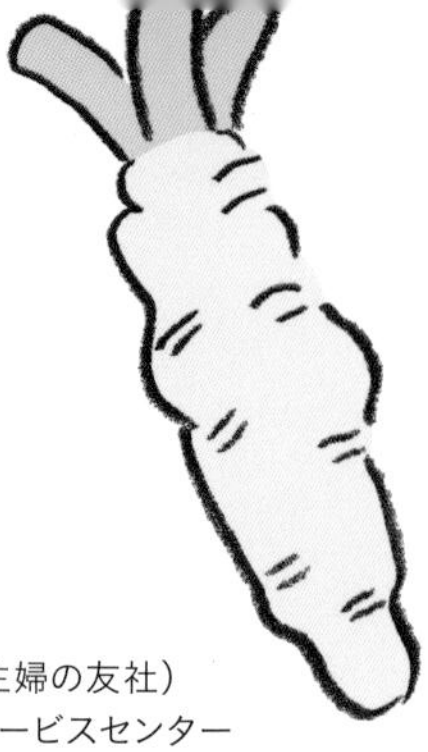

医学監修／岡 孝和
国際医療福祉大学医学部心療内科学主任教授。心因性発熱、慢性疲労症候群、起立性調節障害、機能性消化管疾患の治療が専門。

レシピ／きじまりゅうた
料理研究家。祖母は料理研究家の村上昭子、母は料理研究家の杵島直美という家庭に育ち、幼い頃から家庭料理に自然と親しむ。アパレルメーカー勤務を経て料理研究家の道へ。書籍、雑誌、Web、テレビを中心に活動中。
YouTube「きじまごはん」を更新中。

Staff
デザイン　近藤 みどり
イラスト　山中 玲奈
撮影　松木 潤（主婦の友社）
校正　東京出版サービスセンター
進行　仲山 洋平（フォーウェイ）
制作　風間 拓
編集担当　中川 通（主婦の友社）

わさびで
脳《のう》が元《げん》気《き》になる

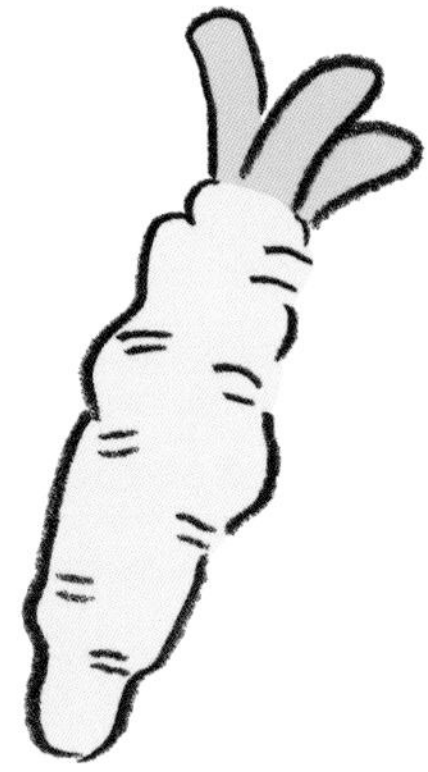

2023年4月30日　第1刷発行

著　者　奥西《おくにし》 勲《いさお》
発行者　平野健一
発行所　株式会社 主婦の友社
〒141-0021　東京都品川区上大崎3-1-1 目黒セントラルスクエア
電話　03-5280-7537（編集）　03-5280-7551（販売）
印刷所　大日本印刷株式会社

ISBN978-4-07-454310-6